自閉スペクトラム症の理解と支援

子どもから大人までの発達障害の臨床経験から

著

本 田 秀 夫

星和書店

まえがき

　この本は，自閉スペクトラム症の人たちに関わる人たちが，自閉スペクトラム症についての理解を深め，支援のアイデアを考えていただくために必要な基礎的な知識と考え方をまとめたものです。

　「自閉」という言葉は，精神医学の専門用語の中でも最もわかりにくいもののひとつだと思います。最初は統合失調症の症状を表す用語として登場したのですが，現在の国際的な操作的診断基準では統合失調症の症状の中に「自閉」の用語は見当たりません。それとは全く別のジャンルである発達障害の中に「自閉スペクトラム症」が置かれています。しかし，実際に自閉スペクトラム症と診断される人たちに初めて会った人たちは，「自閉」という言葉の響きから受ける印象と実際のその人たちの様子との違いに驚くことが多いようです。同じ発達障害でも，「注意欠如・多動症（ADHD）」だと，言葉から受ける印象と実際に診断された人たちの様子は一致しやすいですし，一般用語でも「そそっかしい」「粗忽」などのように一言でその特徴を言い表す言葉が見つかります。しかし，「自閉スペクトラム症」と言われてすぐにどんな人たちを指すかピンとくることは難しいと思います。自閉スペクトラム症の人たちの様子

を一言でうまく表現する一般用語も，見当たりません。このように，決して珍しくはないけれどもどのような状態かを一言で説明しにくい，というところが，自閉スペクトラム症が理解されにくい大きな要因であるように思います。

　支援については，過去70年にわたってさまざまな試みがなされてきました。古くは親の育て方によるストレス反応であると仮定して親の精神療法を優先する考え方が主流を占めた時代もありました。行動科学を基盤とした教育的技法によってさまざまなスキルを身につけさせるという方法が，現在では広く行われています。しかし，こうした手法のどれをとっても，自閉スペクトラム症の特徴が皆無になるわけではありません。薬物療法や食事療法なども数多く試みられ，興奮やパニックなどの感情のコントロールにはある程度効果が期待できる薬も登場しています。しかし，自閉スペクトラム症の特徴が解消する治療法はまだありません。

　自閉スペクトラム症の支援に関わろうとする人たちは，このような自閉スペクトラム症に関する臨床と研究の歴史をある程度知り，それをふまえて実際に当事者と関わりながらこれからの課題について自分の頭で考える必要があります。実際に自分の目で見て自分の耳で聞いて体験したことを記録に残しながら，それらを本や文献で読んだことと照合し，新たな視点や改訂すべき点がないかを探っていく。そのような地道な作業の繰り返しが臨床実践なのだと思います。

　この本は，私が日ごろ研修会，セミナー，講義などで話して

いる自閉スペクトラム症に関する話題の総まとめです。私自身が過去四半世紀の間に文献を通して学んだことと実際の臨床現場で経験したことから考えた仮説や実践理論が盛り込まれています。私の臨床経験の大半は，横浜市での発達障害の早期発見・早期療育とその後のフォローアップです。特定の地域に住む発達障害の子どもたちがほぼ全員同じ機関で幼児期に診断され，早期療育を受け，就学後も定期的に受診して成人に達している，そこに縦断的に20余年にわたって関わり続けるという経験のある精神科医は，そんなに多くないと思います。さらにその後，山梨県や長野県などで二次障害が生じた後に受診した人たちを数多く診療したことによって，年齢帯（乳幼児期から中高年）や社会適応の様子（重篤な精神障害の状態になっている人から順調な社会生活を送っている人まで）において他に類を見ないほど幅の広い臨床経験を積んでいると自負しております。そのような貴重な経験を積むことができたことを何らかの形で後進の人たちに還元することができればと思い，この本の出版を企画しました。

　この本は，自閉スペクトラム症について全く知らない初学者の方から，ある程度の知識はあるけれどももう少し詳しく学びたいという中級者を想定した内容となっています。知識として覚えなければならない内容はそんなに多くないかもしれません。むしろ，自閉スペクトラム症の支援に携わる際に気をつけておかなければならない特有の考え方や，重視しておきたい実践のポイントなどを実感していただけるよう，事例（しばしば

経験されるエピソードを合成した架空の事例）やたとえ話を多く盛り込むことによって，少しでも現場の感覚を体感し，実践的に応用し，自分で考えるためのヒントとしていただけるよう工夫しました。

　付録の DVD では，スライドを用いながらこの本の内容について私が解説している動画を見ることができます。活字になったものを読むだけでなく，研修会でレクチャーを受講するような気分で気軽に学んでいただければと思いますので，ご活用ください。

　この本が，自閉スペクトラム症の支援を志す皆様にとって少しでも役に立つものであることを願ってやみません。

目　　次

第10章　集団生活における配慮 ･････････････････ *173*

はじめに

・・

　近年，自閉スペクトラム症がさまざまな領域で大変注目されています。子どもの支援の領域でも注目されていますが，最近では大人になった自閉スペクトラム症の人たちが多くの場面でつらさを抱えており，その生活支援や就労支援がきわめて重要な問題となっています。

　子どもの時期から大人な時期にかけてのあらゆるライフステージに応じた，自閉スペクトラム症の人たちの理解の仕方と支援の考え方について述べていきたいと思います。

第 **1** 章

自閉スペクトラム症とは？

・・

✦ 自閉スペクトラム症

自閉スペクトラム症（Autism Spectrum Disorder，略して「ASD」）は，臨機応変な対人関係が苦手であることと，自分の関心，やり方，ペースの維持を最優先させたいという本能的志向が強いことを特徴とする発達障害の一種です。これらの特徴が幼児期からみられるのが，「自閉スペクトラム（Autism Spectrum）」であり，それらによって，社会生活上何らかの支障をきたしたときに，「自閉スペクトラム症（Autism Spectrum Disorder）」として診断されると考えると，理解しやすいと思います。

✦ DSM-5 の診断基準

米国精神医学会（American Psychiatric Association; APA）から出版されている『精神疾患の分類と診断の手引 第 5 版』

（Diagnostic and Statistical Manual of Mental Disorders, Fifth Edition; DSM-5）の自閉スペクトラム症（Autism Spectrum Disorder）の診断基準では，「社会的コミュニケーションおよび対人的相互反応の持続的な欠陥」と「行動，興味，活動の限局された反復的な様式」のふたつが症状的な特徴となっています。そして，これらの症状が発達早期に存在する，つまり，生来性のものであると記載されています。

　さらに，これらの症状は，社会的，職業的，その他の重要な領域で臨床的に意味のある障害を引き起こすという記載もあります。特性に加えて，それらが社会的な生活で支障をきたすということが診断基準になっています。

　この考え方ですと，特性があるけれども社会的な生活では支障をきたさない，つまり診断基準を満たさない人が存在します。そこで，私は図1-1のように，特性がある人のことを「自閉スペクトラム」，そして，それによって社会的な生活に支障をきたした人を「自閉スペクトラム症」と呼ぶことにしています。

✦「臨機応変な対人関係が苦手」

　具体的な症状について説明していきたいと思います。

　まず，「臨機応変な対人関係が苦手」ということが挙げられます。ここでは，対人交流，言語的コミュニケーション，非言語的コミュニケーションに分けて説明します。

　対人交流では，喜び，悲しみ，興味，達成感などの感情を分かち合うのが苦手です。また，双方向の対人交流が続きにくい

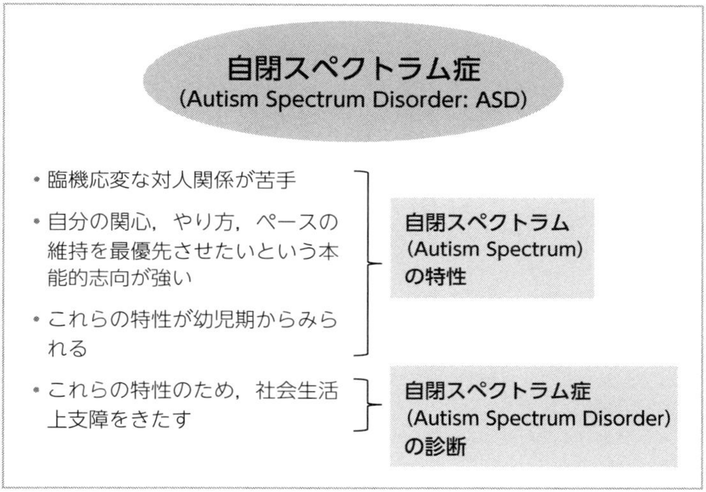

図 1 - 1　自閉スペクトラム症

という特徴があります。典型的には，一人を好むということが
知られていましたが，それ以外に，受け身な態度で，双方向性
にならない場合があります。逆に，自分から積極的に人に話し
かけることがあるけれども，一方的すぎてかみ合わないという
人もいます。ときには，人情に疎いという形で特性が現れる場
合もあります。

　言語的コミュニケーションでは，自閉症が知られるように
なった当初からよく知られているのが独語（ひとりごと）です。
それ以外に，相手の言葉を繰り返すエコラリア（反響言語，オ
ウム返し）や，抑揚が不自然である，言語指示にピンとこない，

対人交流

喜び，悲しみ，興味，達成感などの感情を分かちあうのが苦手
双方向の対人交流が続きにくい
・一人を好む　・受け身な態度　・一方的すぎる　・人情に疎い

言語的コミュニケーション

独語（ひとりごと），エコラリア（反響言語，オウム返し），抑揚の異常，言語指示にピンとこない，会話がかみ合わない，敬語が不自然，皮肉が通じない，たとえ話がわからない

非言語的コミュニケーション

表情，姿勢，身振り，指差し，視線，言外の意味，話の文脈などの把握が苦手

会話がかみ合わない，敬語が不自然である，皮肉が通じない，たとえ話がわからない，などの特徴も知られています。

　非言語的コミュニケーションの特徴では，表情や姿勢が不自然で，身振り，指差しなどのコミュニケーションがうまく使えない，視線を使ったコミュニケーションが上手にできない，会話をしていて言外の意味を推測することや話の文脈などの把握が苦手である，などが知られています。

　以下，いくつかの事例を挙げて説明していきます。

◆　Ａくん：３歳の男の子

　あるとき，父親が帰宅したときのこと。母親が，「パパが帰ってきたわよ」と言っても，Ａくんは無視していました。人か

ら話しかけられたときに，無視をするというのもよく知られている特徴です。

　Aくんが無視したのに対して，母親がさらに重ねて，「パパよ。なんていうの？」と言ったそうです。それに対して，Aくんは，「タカノリ」と，父親の名前を言いました。

　母親は，「パパよ。なんていうの？」と発言したとき，子どもに「おかえりなさい」と言ってほしいと期待しています。それがまさに文脈を読むということです。しかし，母親の言葉だけをとると，「お父さんは何という名前ですか？」という意味にもとれます。そこでAくんは，お父さんの名前を言ってしまったわけです。こういった微妙な文脈のズレが生じます。

✦ Bくん：6歳の男の子

　Bくんが砂場で，一人で遊んでいると，他の子がやってきて，こう言いました。「ねえ，一人なの？」。これに対して，Bくんは何も答えません。

　それで，その子は，他のところへ行ってしまいました。ところが，実はBくんは，無視していたわけではないのです。

　5分ほどして，Bくんはその子のところに行ってこう言いました。「うちは4人家族だよ」。

　つまり，「一人なの？」という質問に対して，何の人数を聞かれていたのか，5分間考え続けていたのです。彼は家族の人数を聞かれていたのかもしれないとひらめいて，相手のところに答えに行きました。

相手の質問に対して，「ちょっと待って。ボクは今考えているから，待っていてね」というメッセージを示せなかったので，相手の子は無視をされたと勘違いをして，他のところに行ってしまったわけです。相手の子が他のところに行ってしまっても，Bくんは相手の質問に対して答えなければという気持ちを持っていたので，一生懸命考え続けました。そして，相手のところに行って，「うちは4人家族だよ」と答えたというエピソードです。

よく考えてみますと，人数を聞かれて家族の人数を答えるという会話は論理的には成り立ちますが，幼児が砂場でする会話ではありません。こういった文脈で「一人なの？」と子どもがある子どもに話しかけるとき，家族の人数を聞いているということはめったにないわけです。

さらに言うと，これは人数を聞くということでもなく，「一人なの？　もし一人でつまらなかったら，いっしょに遊ぼうよ」という意味かもしれません。

多くの子どもは，「一人なの？」と聞かれたときに，「一緒に遊ぼう」という意味だと解釈ができます。ですから，「一人なの？」という質問に対して，人数を答えたりすることなく，一緒に遊び始めるというのが通常の子どもの特徴です。ところが，Bくんは，そういった子ども同士の暗黙の了解というのがまだピンと来ないので，人数を答えてしまったのです。

ただし，今示したAくんにしろBくんにしろ，こういったちょっとした会話のズレというのは，一般の子どもでも時々は

見られます。ですから，親から見て，このようなコミュニケーションのエピソードがあったときに，その一つひとつを取り出して，「うちの子は異常ではないか」と思うことはまずありません。

　多くの親は，子どもがこのようなコミュニケーションをしていても，大きくなったらいずれズレはなくなるだろうと期待するわけです。ところが，自閉スペクトラムの子では，こういった特徴が手を替え品を替え，年齢が上がるとともに形を変えて出てくるのです。

◆ Cさん：小学4年生の女の子

　Cさんの母親が家でケガをして，病院に行きました。そして，治療を終えて，夕方帰宅しました。いつもなら母親は夕方家にいるのですが，病院に行ったのでいなかったわけです。Cさんは家で留守番をして待っていました。母親が帰ってきたときに，Cさんは心配そうな表情で出迎え，「ごはんはまだ？」と言ったのです。

　母親が病院へ行って帰ってきたときに，玄関に出迎えた子どもが発する言葉として期待するのは，「大丈夫？」という一言です。ところがここで「ごはんはまだ？」と言われたので，母親はものすごく落胆してしまったわけです。

　私の診察に来た母親が「こんなことがあったんですよ」と言って，このエピソードを話してくれました。母親はここでわが子のことを，人の気持ちを察することがなく，なんて人情の

薄い子どもかしらと思ったわけですが，子どもの立場に立ってみると，必ずしも人情がないわけではありません。

　自分の親がケガをして病院に行ったということは確かに心配だったかもしれません。しかし，戻ってきたということは治療を終えたわけですから，大丈夫なわけです。見るからに大丈夫な人に改めて「大丈夫？」と聞くこと自体は論理的にはおかしいわけです。この子の場合は一目見て，ああ，お母さんは大丈夫だなと思った。そこで次に，「では，うちの晩ごはんは一体どうなっているのだろう」ということが最大の懸案事項になったのです。

✦ Dくん：小学4年生の男の子

　「お母さんが言うことはいつも正しいわけではないから，自分で考えなさい」と，あるとき母親がDくんに言ったそうです。

　それ以来，Dくんは母親の言うことにすべて反抗するようになりました。母親は「いつも正しいわけではない」と説明したのがいけなかったのではないか，そう考え，「お母さんも時々間違えるけど，ほとんどは正しいという意味だったんだよ」と説明しました。そうしたところ，「なぁんだ」と言って反抗しなくなったと言います。

　小学校4年生というのは反抗期と間違えられますが，こんな些細な理由で反抗したり，またおとなしくなったりするようなこともあるのです。

◆ E さん：中学 1 年生の女の子

日曜日に部活で駅前に集合することになりました。E さんは他の女子から，「コンビニで集まって，一緒に駅まで行かない？」と誘われたそうです。

それに対して E さんは，「私は面倒くさいから，一人で行く」と言ったそうです。

中学生くらいの女子は，グループで一緒に行動するのが好きです。そういう女の子の付き合いを，自分から積極的に断ると，変わり者とみなされてしまいます。しかし，E さんの場合，そういう女子同士の付き合いというのが面倒くさいわけです。そもそも駅で集合するのに，なんでわざわざコンビニに集まって，短い距離を一緒に行かないといけないのか。それは非合理的だと考えたということです。

◆ F さん：大学 4 年生の男性

F さんは卒業論文の相談のアポイントをとるため教授に電話しました。電話に教授が出たのですが，「今忙しいから 1 時間後にかけ直すように」と言われました。

それで，1 時間後に電話をかけ直したところ，教授が，「先ほどは失礼したね」と言いました。それに対して，F さんは，「大丈夫です。気になさらなくていいですよ」と言ったのです。

F さんは教授に対して失礼のないように敬語を使いました。形の上では敬語を使って丁寧なのですが，これは内容が失礼です。

ものを頼むためにアポイントをとったときに，相手がたまたま電話に出られないということはよくあります。ですから，教授は必ずしも失礼とは言えないわけです。ところが日本人は，こういったときでも「先ほどは失礼したね」という言葉を最初につけてしまいます。このようなときには通常，「とんでもございません」「こちらこそ失礼いたしました」というような言い方をして，相手が失礼と言ったことをいったん打ち消すというのが礼儀です。ところがFさんは「大丈夫です」と言っています。つまり，「あんたは確かに失礼だったけれども，俺は心が広いから許してやるぜ」という内容のことを敬語で言っているのです。

　本人には決して悪気はないのですが，自分が伝えようと思っているメッセージの意図と，相手が受け取ってしまうメッセージが微妙にずれてしまう。こういう人は，相手から「上から目線の失礼なやつ」という見方をされてしまう可能性があるわけです。これは教授との関係もそうですが，同級生同士の中でも「少し傲慢」とか，「上から目線」というふうに誤解をされてしまう可能性があります。もちろん，本人は決してそういうつもりはないのです。

　✦ Gさん：社会人1年目の男性

　これは社会人のエピソードです。新入社員のGさんは，入社後初めての宴会で，「今日は無礼講」と言われたそうです。そこでGさんは，上司の鈴木課長に向かって，「おい，鈴木！」

と，呼び捨てにしてしまったのです。Gさんは，その場で先輩に注意されました。

　その後，診察に来られて，この話をされ，「無礼講なのにどうして呼び捨てにしてはいけないのでしょうか」と憤慨されていました。

　無礼講だからと言っても，越えてはいけない一線というのが存在するわけです。このようなことは，なかなかはっきりと言葉では教えてもらえないものです。丁寧に教えてくれればいいのですが，一般の人の場合はそういうことは肌で感じて直感的に振る舞います。また，宴会で無礼講と言われても，鈴木課長だったらダメだけれども，田中係長だったら大丈夫かもしれないわけです。そういうときに，多くの人は直感的にそれを判断して行います。しかし，自閉スペクトラムの人の場合には，そういった暗黙のルールや，場の雰囲気を読むといったことがなかなかうまくできません。

◆Hさん：中年男性

　中年の男性のエピソードです。

　Hさんは，職場の同僚に本を貸したそうです。数日経ち，その同僚に会ったときに，「このあいだ貸した本，読んだ？」と聞きました。相手の人は，「ごめん，まだ途中なんだよ」と言いました。そのときに，さらに重ねてHさんは，「どこまで読んだ？　第2章はもう読んだ？」と聞いたそうです。

　「ごめん，まだ途中なんだよ」という表現をした場合，ひょっ

とすると，まだ読んでいないかもしれません。このようなとき
に，具体的に第2章は読んだかと聞かれてしまうと，相手は困
るかもしれません。しかも第2章というのはかなり前半の部分
です。これをまだ読んでいないということは，ほとんど読んで
いないに等しいということを白状することになってしまうわけ
です。相手がひょっとしたら読んでいないかもしれないという
ことも踏まえて，「このあいだ貸した本，読んだ？」と言った
ときに，「まだ途中なんだよ」と言われたら，そこで留めてお
くのが礼儀というものです。

　さらに言うと，会ったのが本を貸したわずか数日後だった場
合には，普通はもう読んだかどうかは聞かないかもしれません。
微妙なところですが，このような「空気を読む」といったこと
が，自閉スペクトラムの人では難しい場合があります。

　幼児期から中年期まで説明しましたが，ライフステージのあ
らゆる場面で，このように微妙な対人調整の難しさを示すエピ
ソードがみられるのが，自閉スペクトラムの人たちの特徴です。

◆ こだわりが強い
　次に，自分の関心，やり方，ペースの維持を最優先させたい
という本能的志向が強いということについて説明します。これ
は俗に，「こだわりが強い」という表現をされることが多いと
思います。
　関心の領域では，特定の物に強い興味を持ちます。反面，そ

> **自分の関心，やり方，ペースの維持を**
> **最優先させたいという本能的志向が強い**
> **（こだわりが強い）**
>
> **関心**
>   特定の物に強い興味を持つ
>   （反面，それ以外の物にはほとんど興味がない）
>
> **やり方**
>   特定の手順を繰り返すことにこだわる
>   常同的な動作を繰り返す
>
> **ペースの維持**
>   他者にペースを乱されたくない

れ以外の物にはほとんど興味がないというのが特徴です。つまり，興味のムラが大きいということです。

　やり方としては，特定の手順を繰り返すことにこだわる，常同的な動作を繰り返す，といったことがよく知られています。

　ペースの維持では，他者にペースを乱されたくないという気持ちがものすごく強いです。特性の強い人の場合，自分のペースがわずかにでも狂うと，激しく怒ります。特性があまり強くない人の場合には，我慢はしますが，気持ちの中でどことなくもやもやとした感覚が残ってしまいます。

　✦ こだわりの対象

　こだわりの対象として，頻度の多いものには，次のようなものがあります。

　身体を使った常同行動には，手をひらひらさせる，手を叩く，ピョンピョン飛び跳ねる，くるくるとその場で回転するなどがあります。これらの行動は，知的な遅れを伴う子どもで多いことが知られています。

　物の配置は，特定の物は常に同じ場所に置かれていないといけないというこだわりです。大人でも，何か出したときに，片づける場所がいつも一定でなければいけないというところでその特性が残っている人がいます。

　それから，スケジュール，段取りをいつも同じにしておきたいというこだわりがあります。スケジュールでは，一日の中で，毎日する日課の順番を決めているという人が多くいます。段取りでは，たとえば階段を上るときに必ず右足から上りたいということにこだわる人もいます。

　相手と場所に応じた行動パターンというのは，この場所にこの人がいたときにはこの行動をとるというこだわりです。同じ場所でも相手が変わると，行動のパターンが変わるときがあり

ます。子どもでは，家で母親しかいないときはこういう行動を
とるけれども，父親が帰ってきたときには別の行動パターンに
なってしまうということがよくあります。

　母親しかいないときには母親の言うことは聞かないのに，父
親が帰っているときはなぜか言うことを聞くというパターンの
子がいると，父親にとっては問題がそれほど重大に見えません。
しかし，母親にとっては深刻な悩みです。そういったことで，
両親の間でのコミュニケーションがうまくいかなくなることが
あります。

　それから，興味の対象として，幾何学的な図形が好きな人が
結構多くいます。幾何学的な模様，格子模様，らせん状のもの
——たとえばエアコンの室外機をずっと眺めているのが好きと
いう人，換気扇や洗濯機が回るところや窓のブラインドのス
リットを眺めて楽しむ人もいます。

　デジタルな情報，いわゆる IT 系の情報がものすごく好きと
いう人も多いです。

　機械的記憶，たとえば年表を丸ごと覚えてしまう，カレンダー
の日にちを言うと曜日をあてる，他人の電話番号を全部覚えて
しまう，他人の生年月日を全部覚えてしまう，などの能力を示
す人もいます。

　さらに，あることに興味を持ったときに，それが非常にマニ
アックな知識となってくることがあります。俗に言うオタク趣
味といった形で表れる人もいます。

　小さな子どもによく見られるのが，物並べという現象です。

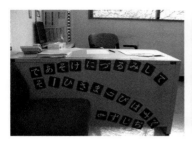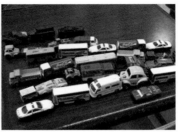

図 1 - 2

　図1-2の左側は，3歳の子どもが文字の書かれたカードのマ
グネットを自由に貼って遊んだときの写真です。この子はまだ
発語もありませんし，字も読めません。しかし，いろいろな向
きでカードを渡しても，ほとんどの平仮名が正しい向きになる
ように並べられました。

　右側はミニカーを並べて遊んでいるところです。通常ミニ
カーというのは，走らせて遊ぶものです。ところが自閉スペク
トラム症の子の中には，走らせて遊ぶのではなくて，このよう
に縦にずらっと並べてそれを上から見て楽しみます。もしくは，
机の上に並べたときに，机の面に平行に目を置くと，ミニカー
の車両と机の面の間にわずかな隙間があるのですが，その隙間
から向こう側の風景を眺めて楽しむという遊びをする子もいま
す。

　通常の遊び方とちょっと違うことに興味を持つ特徴があるの
です。

　大人でもそういう特徴が見られる場合があります。

◆ Ⅰさん：20歳代の男性

　初診のときに，生活歴についてのインタビューで，たまたま私が「小学校のときの担任の名前を教えてください」と聞いたところ，Ⅰさんからは「名前は覚えていないけど，昭和○○年生まれの女の先生だった」という答えが返ってきました。もしやと思い，Ⅰさんの小学校から高校までのすべての担任の名前を聞いたところ，名前はまったく覚えていなかったにもかかわらず，全員の生年月日を覚えていました。このように，独特の記憶のしかたをする人もいます。

◆ 絶対に興味を持たないこと

　逆に自閉スペクトラム症の人がほぼ間違いなく絶対に興味を持たないことというのがあります。それは，**他者の気持ちを動かすこと**です。自閉スペクトラム症の子どもでも，わざと人が嫌がるようなことをやり，相手が嫌がる様子を見てニヤニヤしているようなことが見られることが時々あります。このようなとき，嫌がらせをしているのではないか，他の人が困るとわかっていて，わざとやっているのではないか，と質問を受けることがあります。しかし，そうではありません。

　このような行動は，良いことをしてもあまり褒めてもらえず，いたずらをしたときにだけは叱られる，という接し方をされている子どもによく見られる現象です。

　褒められるようなことをしても誰もかまってくれないが，いたずらをするとすぐに誰かが飛んできて叱る。そうすると，自

分の要求を通そうと思ったときに，いたずらをするのが一番手っ取り早いということになります。つまりこれは，他の人の気持ちを動かすのではなく，他の人に何らかの行動をとらせようという現象です。

✦ 「こだわり」保存の法則

こだわりに関して，私が臨床の中で考えた経験則をいくつか紹介します。

ひとつめは「こだわり」保存の法則です。

その人がこだわりたいというエネルギー量は，一生を通じてほぼ一定だという経験則です。こだわりのエネルギー全体の量は一定ですが，こだわりの対象は時々変わります。

たとえば，図1-3のように，ある時期「道順」に対するこだわりがものすごく強かった人が，「道順」に対するこだわりはそのうち飽きてきて，その代わり「物の置き場所」に対するこだわりが強くなる。このように，こだわりの対象が変わることがあります。

ただし，対象が変わるだけで，トータルの量は変わらないという印象を持っています。

この経験則がわかっていないと，成長とともに何らかの学習経験をさせることによって，こだわりを減らそうと努力をする人が出てきます。しかし，通常その努力は徒労に終わってしまいますので，注意が必要です。

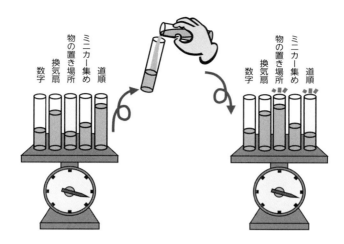

図1-3 「こだわり」保存の法則

✦ 認知が発達すると「こだわり」も発達する

　子どもが成長して，認知が発達するにつれて，「こだわり」の内容も発達してきます。

　たとえば，小さいときに電車が好きな子の場合，小さいときはただおもちゃの電車を走らせて遊ぶ程度だったのが，成長とともにだんだん時刻表に詳しくなってきたり，電車の車種に詳しくなってきたり，電車の走っている音を聞いただけでその電車の車種をあてるようになってきたりします。

　いわゆる鉄道オタクと言われるような人の場合，小さいときから鉄道が好きで，成長とともに知識がより精緻化してくると

いうことはよく経験します。このような人の場合には，こだわりはまさに発達したと言えます。

✦ 知的な遅れのない子どものこだわり

　知的な遅れのない子どもの場合，学童期前後以降，こだわりが「社会的行動」の中に埋め込まれていくことがよくあります。

　小さいときはとても自分勝手に見えていた子どもでも，学童期前後から社会のルールをよく守るようになってくる子がかなり見られます。これは，社会にルールが存在するということを幼児期は知らなかったので，自分で決めたルールに忠実だったわけです。

　ところが，学童期前後になってきて，社会の中にどうやらルールがあるらしいということがわかってくる。すると，社会のルールを守ることにこだわり，人一倍ルールをよく守るようになります。

　ところが，こだわりの一環としてルールを守るものですから，他の人のルール違反に強い不快感を覚えたりします。イライラ

するという子もいますし，他の人がルール違反をすると，それを強くとがめるような行動に出てしまう子もいます。他に，人にルールを守ることを強要することがあるので，他の人から見たときに，少しうるさく見える場合があります。

　それから，一部の子どもに見られる現象として，勝負に関心を持ちすぎてしまい，勝つことや一番になることに強くこだわりすぎてしまうという子がいます。幼児期に競争をあおられるような環境で生活をしていた子によく見られます。

　通常，どこの教育の場でもそうですが，「みんな仲良くしようね」と先生方は言い，そうした価値観を持たせようとします。反面，何かをやるときに「誰が速いか競争をしましょう」と言って，競争を強いたりします。仲良くするということと，他の人と競うということは，子どもにとっては必ずしもうまく整理ができる概念ではありません。

　自閉スペクトラムの子どもでは特に，仲良くするということにこだわるよりも，競争して一番になるということのほうが，魅力的に映ることがよくあります。

　ですから，小さいときにあまりに競争を強いるような環境にいると，他の人をどんな手を使ってでも蹴落として，自分が一番になりたいという気持ちが強くなってしまい，社会性が育ちにくくなってしまうということがあります。

✦ Ｊさん：18歳男性

　Ｊさんは，幼児期に自閉症と診断されました。幼児期は，予

定通りに物事を進めないとパニックになるという特徴が目立っていました。

高校での電車通学時に，事故などで電車が遅れたことが何度かあり，そのたびにひどく狼狽して母親に電話して対応してもらっていました。

やがて，どこへ行くときも定刻の1時間前には着くような時間に家を出るようになりました。つまり，絶対失敗しなくていい方法を自分で編み出したということになります。

通常は，電車の事故で遅刻をしても，それは本人が悪いわけではないので，とがめられるわけではありません。しかし，本人から見ると，遅刻をするということ自体が許せないことなのです。

遅刻しないことにそこまでこだわらなくてもいいのにと，通常の人なら思うはずなのですが，Ｊさんの場合はそのような葛藤もなく，とにかく生活全体が，この遅刻をしたくないというルールで統制されています。

絶対に遅刻をしないためには，どんなことが起こっても確実に遅刻しないように，約束の時間よりもはるかに早い時間に着けるようにしなければなりません。そういう生活になってしまったということです。このような事例は時々経験します。

◆ パニック

こだわりと連動してよく注目されているのが，パニックです。自分のこだわっていることが，自分の想定している通りに起

こらないときに，強くパニックを起こします。

　パニックとは，「突発的な不安や恐怖による混乱した心理状態，またはそれに伴う行動」と定義されています。

　自閉スペクトラムの人の場合に，突発的な不安が起こりやすいのは，自分のこだわっていることが思い通りにいかなかったときです。

✦ 感覚の特徴

　最近，DSM-5 の中でも症候として取り上げられているのが，感覚の異常です。

　視覚的な情報に注意が強く引かれやすいという特徴がよく知られています。人間のコミュニケーションで一番よく使われるのは，耳を介したコミュニケーションです。音声言語と，それを耳で聞いて理解して，コミュニケーションをとるということです。しかし，自閉スペクトラムの人は，目から入る情報に強く注意を引かれやすいので，耳から入る情報が疎かになってしまうことがあります。

　言葉で説明しただけだと，右から左に聞き流してしまうのです。一方，耳からも情報が入っているはずなのに，目から入っている情報だけがなぜか残っているということがあります。

　さまざまな感覚の過敏さ，もしくは鈍麻さということも知られています。たとえば，特定の音がとても苦手な子，特的なにおいがとても苦手な子，粘土のような感触をとても嫌がる子，はだしで外を歩くことができないという子。逆に痛みをほとん

ど感じない，熱さをほとんど感じないという子もいます。

✦ 感情の特徴

感情の特徴として，予定調和をこよなく愛するということがあります。これは当然，こだわるということの裏返しになります。自分の中で決めていた予定がその通りに進むということに最も満足を覚えます。反面，想定外の事態によって感情が激しく揺さぶられます。

自閉スペクトラムの人の感情の特徴として，一般に言うところの人情ではなかなか慰められないということがあります。通常，嫌なことがあったときに，誰かに優しく慰めの言葉をかけてもらうと，それだけで少しほっとしたりするということがあります。自閉スペクトラムの人の場合には，どんなに優しく慰めてもらっても，自分の困っていることそのものが解決しないかぎりはなかなか安心しないという面があります。

✦ 苦手な認知機能

認知機能に関していうと，マインドリーディング，すなわち他の人の考えを推察することが苦手ということが知られています。また，自分が目の前で見ていないことや未来のことについて，視覚化して想像すること，つまりイマジネーションの障害があるということが知られています。

✦ 記憶の特徴

　記憶の特徴として，興味があることについては，細部にいたるまで記憶ができます。細部にいたるまで過去のことを記憶できるにもかかわらず，未来のことをほとんどイメージできません。ここのギャップが特徴です。

　自閉スペクトラムの人は，一度記憶すると，なかなか忘れません。記憶の仕方がデジタル記憶なのです。一般の人の場合には，記憶はアナログになりますので，嫌なことがあっても時間の経過とともにそれがセピア色になり，少しずつ加工され，自分の都合のいいように変わっていきます。そのため，だんだんその記憶がそれほど重荷に感じなくなっていきます。

　ところが，自閉スペクトラムの人は，不快な記憶やつらい記憶をいつまでもはっきりと覚えています。ですから，それがあまりにも積み重なってくると，ある一定の時期から頻繁にフラッシュバックを経験するようになってしまいます。

第2章

自閉症から自閉スペクトラム症へ

✦「自閉」という言葉の由来

　自閉症から自閉スペクトラム症へという，研究の歴史を少し紹介したいと思います。「自閉」（Autism）という言葉は，精神分析学の「自己性愛」（Autoerotismus）を語源としたものです。オイゲン・ブロイラーが統合失調症を定義したときにつくった造語です。意味は，「現実生活から退却して，空想的な精神生活が優越する精神状態」を指します。

　1911 年，オイゲン・ブロイラーが提唱した統合失調症の概念の中で，彼が挙げた統合失調症の基本症状が 4 つあります。

- 連合弛緩
- 感情障害
- 両価性
- 自閉

この自閉というのが，自閉スペクトラム症の語源になるわけです。

✦ レオ・カナーによる子どもにおける「自閉」の報告

1943 年にレオ・カナーという児童精神科医が，子どもにおける自閉の報告をしました。

彼が診た子どもの親が，子どものことを次のように語ったと言います。

> 「自分だけで満足している」
> 「殻に閉じこもっているかのようだ」
> 「一人でいるときが一番幸せそうだ」
> 「人がそこにいないかのように振る舞う」

カナーはこのような子どもたちのことを，1943 年の論文で「情緒的接触の自閉的障害」という言葉で説明しました。ここで初めて「自閉」という言葉が出てきます。翌年の 1944 年の論文では，カナーは「早期乳幼児自閉症」という名前を提唱しています。

当初，カナーが報告した自閉症の特徴とされる対人行動は以下のものになります。

- 一人を好み，他者を避ける
- 視線が合わない

- 呼んでも無視をする
- 言葉を話すことはあっても，独り言がほとんど
- いつもと同じでないと激しいパニックを起こす
- 手をひらひらさせるなどの行動を繰り返す

また，カナー（1943）は次のようなことも言っています。

　　「全例を通じて本当に心の温かい父親も母親もいなかった」

　　「こうした子どもたちの多くは一再ならず精神薄弱と見なされたが，疑いもなく彼らは皆良好な認知能力に恵まれていた。彼らは皆明らかに利発げな顔つきをしていた」

　　「父親の中4人は精神科医，1人は法律家，1人は科学者で同時に法学部を卒業した特許局の公務員，1人は植物病理学者，1人は林学教授，1人は法学士の肩書きを持ち3つの大学で学んだ広告コピーライターで，1人は成功した実業家である」

◆ カナーの功績

　この症例報告はその後の自閉スペクトラム症の研究につながったという意味で，きわめて価値の高いものと位置づけられます。

　一方で，いくつかの誤解に基づく，いわば「神話」ができて

しまったということも認めざるを得ません。

その「神話」とは,「親の養育態度に原因がある」ということ,「本当は知能障害はない」ということ,「親の社会階層が高い」ということです。

先ほどの表現にもあったように,カナーは「親の養育態度に原因がある」かもしれないという仮説のもとになる記述をしてしまったわけです。カナー自身はこのことを否定していますが,それから 20 年以上にわたり,自閉症の原因が,親の養育態度の問題による子どもの情緒的な反応であるという仮説が流布してしまいました。

それから,カナーの記述にもあるように,本当は利発だけれども,対人関係が悪いために,知能検査では低く出るという仮説が取り上げられました。また,親の社会階層が高いということも仮説として出されました。

その後の研究で,実際のところ,親の養育態度は原因ではなく,もともとの生来性によるものだというのが現在の見解になっています。

また,実際に知能検査をたくさんの子どもに行ってみたところ,同じ自閉症でも,知能障害を伴わない場合,伴う場合のどちらもあるということがわかりました。知能障害を伴わない場合を,高機能例と言います。

1943 年にカナーが症例報告をしたとき,彼は世界で初めて児童精神科講座ができたジョンズ・ホプキンス大学の初代教授でした。このことは,「親の社会階層が高い」という仮説に影

響を及ぼしています。カナーは極めて社会的地位の高い立場にあって，世界的に類のない児童精神科の初めての臨床講座の教授でした。したがって，カナーが診察した自閉症の子どもたちの多くが，カナーに診てもらうことができる社会的階層の高い親たちの子どもであったということは当然だったと言えます。したがって，「親の社会階層が高い」というのは，強くバイアスがかかった事態だったと思われます。

　実際のところ，その後の研究では，親の社会階層はさまざまであるということがわかっています。

✦ 自閉症の再定義と概念拡大

　その後の研究で，自閉症は再定義と概念拡大が起こっています。

　カナーが当初提唱した「早期乳幼児自閉症」に対して，1968年にマイケル・ラターが再定義を行っています。当初，カナーは情緒的障害と定義しましたが，マイケル・ラターは情緒の問題ではなくて，認知や言語の問題であると定義をし直したのです。これが「認知・言語学説」です。

　さらに 1979 年にローナ・ウィングが，概念を拡大しています。カナーが提唱した自閉症というのは，人とほぼ対人交流を持つことがなく，孤立している子どもたちを指していました。一方，ローナ・ウィングは，「三つ組」という概念を提唱しました。この「三つ組」を持つ子どもたちを広く自閉症と呼ぶべきだという考え方を示したのです。ウィングの「三つ組」を以

下に示します。

- 対人的相互反応の質的異常
- コミュニケーションの質的異常
- 対人的イマジネーションの欠如

✦ 対人的相互反応の異常：３つのタイプ

なかでも，対人的相互反応に関して，ウィングは３つのタイプの異常を提案しています。

- 孤立型
- 受動型
- 能動・奇異型

孤立型というのが，カナーが提唱した「早期乳幼児自閉症」のタイプです。一方，受動型とは，人に関わられると受身的な反応はするけれども，自分からはなかなか他の人に関わろうとしないタイプの人たちもいることを示しています。

さらに，従来は考えられていなかった自分から積極的に人に働きかけようとするタイプもいると述べています。ただし，自分から積極的に人に話しかけることができても，態度は一方的であったり，内容は自分の関心のあることに限られていたりします。そして，相手がどんな反応をしているかということにまったく無頓着です。したがって，積極的であるけれども奇妙に見

えるという意味で，「能動・奇異型」と呼んでいます。

✦ アスペルガー症候群

　ウィングはさらに 1981 年にアスペルガー症候群という概念を提唱しました。

　カナーが最初の論文を出した 1943 年の翌年の 1944 年に，アスペルガーがオーストリアでドイツ語の論文を発表しました。この論文で書かれていた内容が，カナーの自閉症との重なり合いが大きいということが，ドイツ語圏では知られていました。

　ところが，第二次世界大戦の敗戦国であるドイツ語で書かれた論文であったために，英語圏ではなかなか研究者の目に触れませんでした。ウィングはこの論文に注目して，アスペルガーが取り上げた症例は自閉症の仲間だが，自閉症と少し違うところがあるということで，アスペルガー症候群という名前でこれを再提案したのです。

　ウィングが述べた特徴は次のようなものです。

　まずは，「話し言葉の異常」です。内容奇妙，衒学的（学をてらって小難しい話し方をすること），常同的，微妙な冗談が理解できないなどが該当します。

　「非言語的コミュニケーションの異常」としては，表情に乏しい，単調な声，ジェスチャーが不適切などが挙げられます。

　「社会的相互反応の異常」は，2 方向性の社会的相互反応が欠如していることや，共感が欠如していることを指します。

　さらに，「反復的な活動および変化への抵抗」があることや，

アスペルガー症候群（ウィング，1981）
話し言葉の異常 　　奇妙な内容，衒学的，常同的，微妙な冗談が理解できない
非言語的コミュニケーションの異常 　　表情に乏しい，単調な声，不適切なジェスチャー
社会的相互反応の異常 　　２方向性の社会的相互反応の欠如，共感の欠如
反復的な活動および変化への抵抗
協調運動の異常 　　稚拙な粗大運動，奇妙な歩行や姿勢，ときに常同的なしぐさ
技能および興味の異常 　　優れた機械的記憶，限られた特殊な事柄への興味
独創性および真の想像遊びの欠如

「協調運動の異常」（稚拙な粗大運動，奇妙な歩行や姿勢，ときに常同的なしぐさが見られるなど）が挙げられます。アスペルガー症候群に特有の特徴として，ウィングは身体の動きが全体に不器用だということを述べています。

　それ以外に「技能および興味の異常」として，優れた機械的記憶，限られた特殊な事柄への興味，そして，「独創性および真の想像遊びの欠如」という特徴を述べています。

　ここに挙げたアスペルガー症候群の特徴というのは，先ほど私が述べた自閉スペクトラム症の特徴にまさに一致します。定型的な自閉症とは少し違うけれども，共通部分がたくさんある

わけです。

✦ 自閉スペクトラム（Autism Spectrum）

ウィングはその後，この自閉症と，アスペルガー症候群を
さらに統合した上位概念として，1996年に自閉スペクトラム
（Autism Spectrum）を提唱しました。

自閉スペクトラムは，「言語の遅れが顕著な自閉症と流暢に
話せるアスペルガー症候群という2種類の典型を核として，
ウィングの『三つ組』を基本症状とする症候群の集合体」と表
せます。

つまり，自閉スペクトラムというのは，カナーが述べた自閉
症と，アスペルガーが述べた一群の子どもたちを統合して，さ
らにその周辺にある人たちまでを含めて，ウィングが再定義し
てひとまとめにした概念ということが言えます。

✦ 精神医学で用いられる国際的診断基準

精神医学で用いられる診断基準は，国際的には，世界保健
機構（World Health Organization; WHO）がつくっている国
際診断分類（International Classification of Disease; ICD）と，
米国精神医学会（American Psychiatric Association; APA）が
つくっている DSM が広く用いられています。

ICD-10（臨床記述と診断ガイドライン）が1992年，その研
究用診断基準が1993年に出ています。一方で，DSM は 1980
年の DSM-III 以来何度かの改訂を繰り返し，2013年からは

表　国際的診断分類における「自閉症」の扱いの比較

広汎性発達障害 (ICD-10, 1992)	広汎性発達障害 (DSM-IV, 1994)	自閉スペクトラム症／ 自閉症スペクトラム障害 (DSM-5, 2013)
小児自閉症	自閉性障害	自閉スペクトラム症／ 自閉症スペクトラム障害
アスペルガー症候群	アスペルガー障害	
他の小児期崩壊性障害	小児期崩壊性障害	
非定型自閉症	特定不能の広汎性 発達障害	
他の広汎性発達障害		
広汎性発達障害, 特定不能のもの		
精神遅滞および常同運動 に関連した過動性障害		
レット症候群	レット障害	

DSM-5 になっています。

✦ 国際的診断分類における「自閉症」の扱いの比較

　このふたつの診断基準の中で，自閉症がどのような扱いになっているかをまとめてみたのが，次の表です。

　ICD-10 と，DSM-IV では，広汎性発達障害という概念が採用されていました。広汎性発達障害は，先ほど述べた自閉スペクトラムと近い概念なのですが，小児自閉症，アスペルガー症候群，その他のいくつかの似たような症候群を合わせた概念ということで定義されています。

今回，DSM-5 で初めて自閉スペクトラム症という言葉が取り上げられました。従来，広汎性発達障害と呼ばれていた群が，ほぼイコールで自閉スペクトラム症と定義されたことになります。ただし，従来の広汎性発達障害では，自閉症やアスペルガー症候群が下位分類として存在していたのですが，今回 DSM-5 になり，下位分類が撤廃され，すべて自閉スペクトラム症という単一の名称で表すようになっています。

✦ 広汎性発達障害

もう少し広汎性発達障害について説明することにしましょう。ICD-10 および DSM-IV までで示されていた広汎性発達障害（Pervasive Developmental Disorders; PDD）の定義によれば，広汎性発達障害は，以下の３つの症候が常に組み合わさって出現するグループということになります。

「社会的相互反応の質が異常」「コミュニケーションの質が異常」「限局しパターン的な興味と行動」の３つです。

そして，自閉性障害，アスペルガー障害，小児期崩壊性障害，特定不能の広汎性発達障害（Pervasive Developmental Disorder-Not Otherwise Specified; PDD-NOS），レット障害，という形で下位分類がなされていました。

✦「自閉性障害」の診断基準

典型的な群である「自閉性障害」の DSM-IV の診断基準では，発症時期が３歳前からであるということ，症候として，対人的

相互反応の質的異常，コミュニケーションの質的異常，常同的・反復的行動と興味・関心の著しい限局という３つの特徴があることが挙げられています。

✦ 自閉スペクトラム症

　DSM-5 の「自閉スペクトラム症」では，コミュニケーション，および対人的な相互反応がひとつにまとめられました。こだわりに関する項目には，感覚刺激への過敏さ／鈍感さが加えられています。

　特記事項として，知的障害を伴うか否か，言語障害を伴うか否か，既知の医学的あるいは遺伝的状態や環境要因と関連しているかどうか，他の神経発達，精神，行動の障害と関連しているかどうかを記載するように求められています。

　そして，今回初めて出てきた特徴として，行動が固まってしまうカタトニアという現象が見られることがあれば，それを記載するようにとされています。

　DSM-5 では，自閉スペクトラム症の重症度が設定されてい

ます。「対人コミュニケーション」と，「限局した興味と反復的行動」の2項目において，重症度でレベル1から3までの3段階で分類するように記載されています。

✦ 自閉スペクトラム症：ポイント

改めて，自閉スペクトラム症のポイントを述べますと，従来の広汎性発達障害と比べて，3徴候から2徴候へとまとめられたこと，感覚の問題とカタトニアが採用されたこと，ADHD（注意欠如・多動症）との併記が可能になったこと，下位分類が廃止になったこと，支援ニーズによる重症度が設定されたことが特徴と言えます。

✦「スペクトラム」とは

今回の診断基準の改訂で，「スペクトラム」という言葉が改めて正式に取り上げられました。

スペクトラムという言葉は，「連続的／離散的を問わず，多様に見えるものの，同じ仲間とみなせる集合体」という意味になります。

もともとの科学の用語のスペクトルというのは，光の分光のように，ひとつのものに見えるものの中に，よく見るとさまざまな成分が含まれているという概念です。これを連続体と訳す人がいます。しかし，スペクトルという概念そのものの中には，離散（非連続）スペクトルという概念も存在します。

ですから，「さまざまな要素が入っているが，基本的に同じ

仲間と見なせるグループ」というのが，スペクトラムの本来の意味になります。

　そういう点では，一見違うように見える自閉症やアスペルガー症候群が同じ仲間であるということを強調したことが，このスペクトラムという言葉を採用した最大の意義だったと思います。

✦ 自閉スペクトラムと類型分類するとき

　自閉スペクトラムの特性のある人は，普通に生活をしている人の中にもいます。よく過剰診断ということが問題になりますが，私は次のように考えています。

　その人の性格特徴，キャラクターを最も説明しやすいのが自閉スペクトラムの特性である場合には，その人は自閉スペクトラムの特性があると考える。これは診断ではなくて，類型分類と言っていいと思います。

　もしくは，その人のキャラクターを最も説明しやすいのが他の類型分類であっても，自閉スペクトラムの特性も見られる場合，そういった人も自閉スペクトラムの特性があると考えていいと思います。

　しかし，そういった特性を持っていることによって，社会参加の支障をきたした場合に，自閉スペクトラム症と診断されるわけです。

✦ 自閉スペクトラム症と臨床診断するとき

自閉スペクトラム症と臨床診断されるのは，以下のような場合です。

1. その人が社会不適応の状態にあり，その主たる要因が自閉スペクトラムの特性によるとき
2. 社会不適応の主たる要因が複数あり，そのひとつが自閉スペクトラムの特性であるとき
3. 社会不適応の主たる要因は他にあるものの，自閉スペクトラムの特性に配慮することによって問題の改善が促進されるとき

このようなときは，積極的に自閉スペクトラム症と診断して，治療に臨むことが求められます。

✦ 有病率の「増加」

近年，自閉スペクトラム症が注目されるようになった理由の一つとして，有病率が増加しているということが挙げられます。

ただし，実際に自閉スペクトラム症の人の数が増えたのかどうかということについては議論が必要です。今までのところの印象としては，自閉症に関する知識が浸透し，それによって把握もれが減ったという要素，それから，自閉症の概念そのものが拡大したことによって，診断例が増えたという要素で説明できる部分が多いのではないかと思います。

✦ はじめての疫学調査と「神話」の形成

　自閉症に関する疫学調査は1960年代後半から行われてきました。はじめての疫学調査が行われた1966年のロターによるイギリスの調査では，有病率（調査した人の中にどのくらい自閉症がいるか）は，0.045％でした。男性のほうが女性よりも多く，男女比は，2.6：1でした。

　そして，これ以降1970年代にかけて，欧米と日本で多くの疫学調査が行われました。ほとんどの調査では，有病率は0.04〜0.05％で，大多数が知的障害を伴うというデータが出されました。そのため，しばらくの間，自閉症というのは重篤な障害であるという印象が持たれ，「神話」が形成されました。

✦ 自閉症に関する二重の概念拡大

　ところがその後，1970〜80年代にかけてウィングによる一連の研究により，自閉症そのものの概念が拡大しました。そして，スペクトラム概念が提唱されたことによって，自閉症の概念が二重に拡大したわけです。これらによって有病率の増加が起こりました。

✦ 自閉症の診断基準と有病率との関係

　1960年代から70年代にかけては，「早期乳幼児自閉症」というカナーの定義に基づく自閉症の有病率研究が行われました。このときは有病率が0.04〜0.05％でした（図2-2）。

　1980年代に入り，DSM-IIIに基づく自閉症の研究が行われ

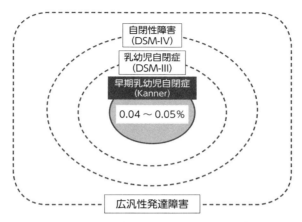

図 2 - 2　自閉症の診断基準と頻度との関係
1960 ～ 1970 年代

ると，有病率が 0.1％程度ということが示されました（図 2-3）。

　さらに，1990 年代から 2000 年代にかけて，DSM-IV に基づいた有病率の研究では，0.2 ～ 0.5％というデータが示されています（図 2-4）。

　そして，広汎性発達障害全体，現在でいう自閉スペクトラム症の有病率ということになると，1％以上の頻度があるのではないかということが論文で報告されています（図 2-5）。

✦ わが国のデータ

　私が 2013 年度から行っている厚生労働科学研究障害者対策総合研究事業の調査では，わが国のいくつかの自治体で行った

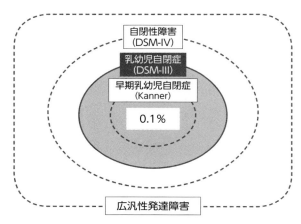

図 2 - 3　自閉症の診断基準と頻度との関係
1980 年代

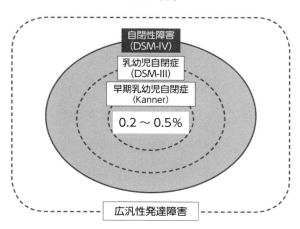

図 2 - 4　自閉症の診断基準と頻度との関係
1990 ～ 2000 年代

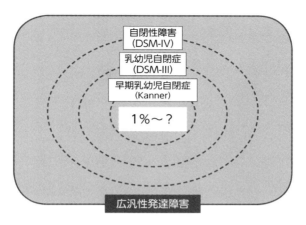

図 2 - 5　自閉症の診断基準と頻度との関係
1990 ～ 2000 年代

調査で，就学までに地域の医療機関で自閉スペクトラム症と診断された子どもが5％を超える地域が複数出てきています。

　したがって，自閉スペクトラム症というのは，かつて考えられていたよりもはるかに高い頻度で存在するものと推定されます。

◆ 自閉スペクトラム症と発達特性

　ここで自閉スペクトラム症と鑑別を要するもの，もしくはしばしば併存するいくつかの発達障害を紹介したいと思います。

　もっとも古くから知られている発達の障害は，知的能力障害です。これまでは「精神遅滞」あるいは「知的障害」という

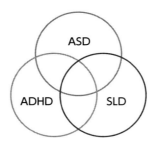

図2-6　ASD, ADHD, SLD は重なり合っている

言葉がよく使われていましたが，DSM-5 では「知的能力障害」という言葉が採用されています。これは，さまざまな知的機能や，社会の中でうまくやっていく適応機能の発達が全体にゆっくりであるという概念です。

　それから，コミュニケーション症群があります。これは主として言葉のコミュニケーションをめぐるさまざまな障害です。知的な発達に比べて，言葉の発達の遅れが目立つタイプが言語症です。言葉の口音の問題が目立つのが語音症，いわゆる吃音が目立つタイプを小児期発症流暢症と言っています。

　そして，DSM-5 で初めて取り上げられた概念として，社会的（語用論的）コミュニケーション症があります。これは自閉スペクトラム症に比べると，こだわりがないというのが特徴で，対人コミュニケーションの特徴だけは，自閉スペクトラム症と共通するタイプです。

　それから，限局性学習症（Specific Learning Disorder；

SLD）があります。これは従来学習障害と言われていたものが，DSM-5 でこのような名前になりました。知的な水準から期待される学力よりも勉強がうまくいかないという状態で，読字の問題，書字の問題，あるいは数の理解や計算の問題などの単独もしくは複数の組み合わせで説明されるような概念です。

　注意欠如・多動症は，今では ADHD という略語のほうが広く知られています。不注意，多動および衝動性が特徴で，子どものときから見られます。通常は 12 歳よりも前からその特徴が目立っていた場合に，このように診断されます。

　以前は ADHD は，自閉症の仲間である広汎性発達障害と併記することが認められていなかったのですが，DSM-5 で，自閉スペクトラム症と ADHD の併記が認められました。それからかつては発症年齢が「7 歳未満」が診断の要件でしたが，これが「12 歳未満」と年齢が引き上げられています。

✦ ADHD と自閉スペクトラム症との関係

　ADHD と自閉スペクトラム症との関係を改めて整理してみます。

　DSM-III では，この両者は併記が可能でした。しかし，DSM-III-R，DSM-IV では PDD（広汎性発達障害）が優先されていて，PDD の特性がある人がどれだけ多動や衝動性があっても，ADHD と併記をしないという約束になっていました。

　ところが，2013 年の DSM-5 から両者の併記が可能になっています。

実際のところ, ASD（自閉スペクトラム症）, ADHD, SLD（限局性学習症）の三者は重なり合うことが非常に多いのです。

　むしろ, これまで併記が難しかったということ自体が問題だったかもしれません。今回併記が可能になったことによって, より一人ひとりの事例の特性をしっかりと診断して, 治療計画を立てることが可能になったと言えます。

✦ 自閉症の特性の一部は, 他の発達障害の併存で目立ちにくくなる

　ただし, 気をつけなければいけないのは, 自閉スペクトラム症の特性の一部というのは, 他の発達障害が併存すると, その特性が目立ちにくくなるという傾向があることです。

　たとえば, 自閉スペクトラム症の人にはこだわりやすいという特徴があります。しかし, ADHD が併存すると, 不注意や衝動性が目立つものですから, こだわりきれずに, 好きな興味のあることであっても途中で飽きてしまって衝動的に他のことに気が移ってしまいます。そのような現象が見られるために, 自閉スペクトラム症の特徴の評価が難しくなる場合があります。

　また, 自閉スペクトラム症の人は通常, 視覚的な情報の処理に優れ, 耳から入る情報に比べると, 文字の読字や書字が比較的得意な人が多くいます。ところが, 自閉スペクトラム症でも書字や読字の問題を限局性学習症という形で併存する場合があります。この場合は, 自閉スペクトラム症であるにもかかわら

ず，読み書きも苦手という人が出てきます。

　それから，アスペルガー症候群でウィングが挙げた不器用という問題は，現在の概念では，発達性協調運動症の併存という形で理解されます。自閉スペクトラム症の人の中には，作業能力が極めて高い人がいます。むしろ，言語的なコミュニケーションよりも，作業がテキパキしているということが持ち味という人が少なからずいます。しかし，発達性協調運動症が併存することによって，作業が得意でないという現象が起こることがあるのです。

　このように，自閉スペクトラム症で比較的得意と思われることが，他の発達障害の併存で少し苦手になってしまうと，全体の自閉スペクトラム症の特性が際立たずに目立たなくなってしまうことがあり，注意が必要です。

第 3 章

社会生活で問題になること

・・・・・・・・・・・・・・・・・・・・・・・・・・・・・・・

✦ 発達の「異常」とは？

　自閉スペクトラム症の人が，社会生活を送るうえで，どのようなことが問題になるのかについて考えてみます。

　自閉スペクトラム症というのは，発達障害に位置づけられています。発達障害というのは，発達に何らかの異常があるということです。

　では，この発達の「異常」とはどういうことでしょうか。これは必ずしも発達が間違っているというわけではありません。

　異常というと，その反対は「正常」と考えがちですが，私は発達の異常というのは，「通常」の発達とは異なる，すなわち「少数派」と考えるべきではないかと思っています。

✦「やらない」異常

　異常には大きく3つあると考えられます。

- やりたくない
- やるべきと気づいていない
- やりたいが気後れしてできない
- 能力的にできない

　ひとつめは「やらない」異常です。子どもで言うと，他の子がやるのにその子だけはやらない。

　では，他の子がやることをやらないとき，子どもはどんなことを内面で考えているのでしょうか。やりたくないのかもしれません。やるべきと気づいていないのかもしれません。やりたいけれども気後れしてできないのかもしれません。能力的にできないからやらないという子もいるかもしれません。

　このように，さまざまな理由で他の子どもがやることを一部の子どもはやらないのです。こういったときに異常と検知されます。

◆「やる」異常

　何かを「やる」という異常もあります。他の子がやらないことをその子だけがやるわけです。やってはいけないということがわからないからやるという子もいるかもしれません。やってはいけないとわかってはいても，どうしてもやりたいという子もいるかもしれません。他の子が興味のないことを，一人だけ興味があるから，違うことをやってしまうという子もいるかも

54

「やる」異常
・やってはいけないということがわからない
・やってはいけないとわかっているが，どうしてもやりたい
・一人だけ興味がある
・他の子にはできないことができる

しれません。もしくは，能力的に他の子にはできないことができるという子もいるかもしれません。たとえば，まだ小学生なのに微分積分が解けるという子どもがごくたまにいます。これも異常と言えば異常です。

✦ 目に見えない異常

3つめは，目に見えない異常です。

一見すると他の人と同じように振る舞っているのに，実際は他の人が考えないことを考えている。これは行動には現れません。内面ですので，見分けがとても難しいのですが，非常に重要です。

なぜ，他の人と同じことをやるのかというと，興味はないけれども，付き合いだから仕方がないと思っている子もいるかもしれません。やらないと叱られるのでイヤと言えないからという子もいるかもしれません。わかっていないけれども，他の人を真似しているという子もいます。これはわかりにくいです

- 興味はないが，付き合いでやっている
- やらないと叱られるから，イヤと言えない
- わかっていないが，他の人を真似してやる

が，たとえば宗派の違うお葬式に並んだときにお焼香をどうするかというのは，ほとんどの人がわかっていないけれども，見よう見まねでやります。それと同じようなことを子どもながらにやっているということもあるかもしれません。

✦ どんな異常が気になる？

今挙げた異常のタイプの中で，どんな異常が気になるでしょうか。

通常，親は自分の子どもが他の子と同じようには「やらない」という異常に敏感です。

それに対して，集団を管理する園や学校の先生は，他の子がやらないのに，その子だけがやらかしてしまう「やる」異常に敏感かもしれません。

われわれ精神科医は，見逃され，手遅れになりやすいのは，目に見えない異常だと考えています。小さいときに内面でいろいろなストレスを感じているのに，そのことを表に出さないために，行動の異常として現れない場合です。こういった子たち

どんな異常が気になる？
親　：やらない異常 > やる異常 > 目に見えない異常
先生：やる異常 > やらない異常 > 目に見えない異常
見逃され，手遅れになりやすいのは，目に見えない異常

が思春期以降に，不登校やひきこもりといった問題を呈することがあるのです。

　ですから，行動だけで異常を感知するのではなくて，その一人ひとりの子どもが内面でどんなことを考えているのかということに敏感である必要があります。

第 **4** 章

自閉スペクトラム特有の
感じ方，考え方

・・・・・・・・・・・・・・・・・・・・・・・・・・・・・・

✦ Kさん：5歳の女の子

- 昔のことをいっぱい覚えていて，今のことを忘れてしまう
- ぐるぐるした道やスピードが出ると頭が痛くなる
- 保育園のランチルームでうるさいと頭が痛くなってイライラする
- 友達にごっこ遊びを誘われるのが嫌だ
- 周りがうるさいと頭が嫌な気持ちになる
- 驚かされたりするのが嫌だ
- 粘土の匂いが嫌だ
- 何かをしているときに邪魔されるのが嫌だ
- 人の口に触れたものは触りたくない

これは，診察に際して困っていることを相談するために，母親に促されてKさんが述べたものを，母親がメモしてきたものです。

　ここに書かれていることは，自閉スペクトラム症の人によく見られる訴えです。

　Kさんは，非常に知能が高かったので，5歳でこのことを自覚して話ができたのです。ところが，通っている保育園の先生からは，Kさんはまったく問題のない良い子だと見なされていました。

　こういった悩みを抱え，保育園で嫌なことが多いにもかかわらず，Kさんはそんな素振りを見せなかったわけです。ですから，園の先生方は，先生たちの言うことを聞く良い子だと思っていました。周りから見て良い子でも，内面では園の生活が楽しめていない。こういう状態が長く続いていくと，当然集団参加することが嫌になってきます。

　こういった子は，将来の不登校やひきこもりの非常に重要なリスクになってきますので，早い時期からの対応が求められます。

✦ 小学校の「算数」って難しい

　似たようなことは小学校でもあります。自閉スペクトラム症の子たちと接していて，時々見られるのが，学校の算数で，りんご3個とみかん2個を足せというけれど，これは足せないではないかという相談です。右側にあるりんご3個と，左側にあ

るりんご2個を足せというのならわかります。しかし，りんご3個と，みかん2個は別のものではないかという主張です。言われてみれば，その通りです。

たとえば，「ビル3棟とチョコレート2個，あわせていくつ？」と聞かれたら，5個と答えるのはなかなか抵抗があります。なぜ，ビル3棟とチョコレート2個だと足せないのに，りんご3個とみかん2個なら足せるのかと聞かれると，これは悩みます。

むしろ，自閉スペクトラム症の子どもが言っていることのほうが正論かもしれないわけです。彼らが正論を言っているにもかかわらず，少数派であるために，彼らの貴重な主張が抹殺されてしまうということがしばしば日常生活ではあるのではないでしょうか。

◆ 外来診察室にて

次は外来でしばしば経験するエピソードです。

子どもが診察に来る場合，親は通常「診察に行くよ」ということをあらかじめ伝えます。子どもは，診察室に来ると比較的楽しいという経験を積んでいるので，楽しみにして来ます。

しかし，一部の子どもは，診察に来ると，挨拶もそこそこに部屋から出て行こうとします。

母親は，「先生に会うよって説明したら，楽しみにしていたのに，どうしてもう帰ろうとするのかしら」と言います。これは，実は理由があります。

本人の言い分としては，「先生に会うのは確かに楽しみだっ

たし，会えてよかった。けれども，挨拶したのだから，もう会ったじゃないか！　次は帰る手順のはずなのに，なんでグズグズ話なんかしてるんだ」ということになるわけです。

　お母さんは子どもに予告をするときに，正しくは「病院に行って診察室に行って，先生と挨拶をしたら，そのあとお母さんは先生とお話をするから，あなたは遊んで待っていなさい」と言うべきなのです。それを言わずに，「先生に会いに行くよ」と言われると，会って挨拶をしたら，「じゃあ，さようなら」と言って帰るのだなと子どもは理解するかもしれないわけです。

　こういったところが，自閉スペクトラム症の人のコミュニケーションの特徴です。

✦ 休みの日に

　休みの日に，大好きな学校の先生に道で偶然出会ったときに，母親のかげに隠れて絶対に目を合わせようとしない子どもが時々います。

　先生が一生懸命目を見ようとして，覗き込んだり，話しかけたりしても返事もしない。かえって固まってしまい，お母さんの後ろに隠れてしまうのです。

　そうすると，通常，母親は，「照れちゃってるんですよ。いつも先生が大好きって言ってるのに，どうしたのかしら……」と言います。

　これも実は言い分があります。

　学校の先生というのは，学校で会うわけです。ですから，休

みの日に道端で会うと，子どもは「この先生とは学校で会うべきなのに，とんでもないところで会ってしまった」と思うかもしれないわけです。なぜ目を合わせないかというと，「できることならば，会わなかったことにしておきたい」。目を合わせなければ見なかったことになるので，会ったと思わなくていい。そう思っているかもしれないわけです。

　それで，親のかげに隠れて見なかったことにしようとする。

　そういう子どもに対して，一生懸命覗き込んで顔を合わせて「こんにちは」と話しかけていると，せっかく見なかったことにしようとしている子どもに対して，その努力を無駄にしてしまうことになるわけです。これは，非常につらい体験になってしまいます。

　先生が決して嫌いなわけではないのですが，好きなのは学校で会う先生という子どもが時々いるということも忘れてはなりません。

✦「みんな一緒」のほうが絶対に楽しいのか？

　集団生活の中で，先生たちがよくやるのが，「あっちにみんながいるから楽しいよ，おいでよ」という声かけです。自閉スペクトラム症の子にとっては，みんながいるよということは，決して魅力的とは限りません。みんなと一緒に遊ぶよりも，むしろ自分の目の前にある電車の路線図を一人で眺めているほうが楽しいという子もたくさんいます。

　そのようなときに，「あっちにみんながいるからおいでよ」

と言われると，何も魅力がないのに無理やり拉致されかけているようなものです。むしろ，「あっちにもっと珍しい路線図があるよ」というような話をすると，喜んで来るかもしれません。珍しい路線図があると思って行ってみたら，みんなもいた。それはそれで別にいいという話で済むわけです。

　その子どもがどのように考えるタイプの子なのかということによって，話しかけ方，活動への誘い方というのは工夫が必要になります。

◆ 症状の軽さと社会適応の良さとは必ずしも比例しない

　自閉スペクトラム症の人の重症度が，DSM-5 で取り上げられています。しかし，彼らの症状の軽さと，社会適応の良さとは必ずしも比例しません。

　症状が重い人は，確かにあらゆるライフステージで本人，周囲とも困ります。会話がかみ合いませんし，対人関係がうまくとれません。それから，頻繁にパニックを起こすので，厳重な配慮が必要になります。

　一方，症状が目立たない人というのは，一見症状が軽いので大丈夫だろうということで，周囲からは問題がそれほど深刻には受け止められません。

　幼児期前半は，何らかの発達の異常に保護者が気づくことがあります。しかし，就学前後までにはある程度人とのコミュニケーションがとれるようになりますし，先生や親の言うことも聞くようになりますので，保護者がひと安心することが多いよ

うに思います。

ところが，先ほど述べた子どもたちのように，本人の内面では一貫して違和感を覚えながら生活していますので，前思春期頃，小学校高学年頃から，身体症状やうつ，不安，強迫症状などの他の精神症状が出てくる子どもがしばしばいます。それから，不登校，いじめ被害などの影響が出やすいのもこの頃です。

症状が軽い子というのは，幼児期の問題はいったん収まるものの，前思春期頃から別の問題が改めて生じてきて事例化することがあります。

✦ Lさん：小学6年生の女の子

Lさんは，幼児期から人がたくさんいるところや大きな音のする場所が苦手でした。運動会や全校音楽会が苦手でしたが，「みんなも我慢しているのだから，自分も我慢しなければ」と思っていたそうです。

Lさんのような子どもは他の人と違うのだけれども，マインドリーディングの異常があるために，他の人たちの考えていることに気づかずに，ある一定の年齢まで達することが多いのです。そうすると，嫌なことでも，みんなが我慢しているので，自分も我慢しなければと自分に言い聞かせながら，過剰適応をしていくことになります。

Lさんは小学6年生になって，音楽会の練習日の朝に腹痛を訴えて起きられなくなりました。音楽会の練習のことを考えるとつらくなる。母親が担任にそのことを相談すると，「去年ま

でちゃんと出られていたのに，今年だけ出られないというのはおかしいではないですか。そんなふうに甘やかさないで，ちゃんと連れてきてください」と言われてしまいました。

　昨年まで5年間音楽会に出られたのだから今年も出られるはずと，そのように考えていいのでしょうか。皆さんもわかると思いますが，たとえば，10秒間，熱湯に浸かっていられたのだから，あと5秒浸かれるでしょうと言われると，困ります。人間というのは，ある一定の時間は耐えられますが，我慢の限界というのが訪れてしまうわけです。

　これは，苦手な体育もしくは音楽会を5年間は我慢していたけれども，もう我慢の限界が来てしまった。そういう現象だと考えられるわけです。

　このような子の場合には，むしろ初めから無理な我慢はさせないほうがよかったかもしれません。小さいときはみんなも我慢しているからしようがないと思ってじっと耐えていた。しかし，この時点で我慢の限界が来たということを理解して，この先は無理な我慢をしなくて済むように配慮してあげるというのが本来の考え方なのではないかと思います。

第 5 章

自閉スペクトラムの人に
みられやすい「二次障害」

* *

✦ 自閉スペクトラムの人に併存しやすい精神障害

　自閉スペクトラムの人たちには，すべての精神障害が併存し得ます。

　なかでも，不適切な環境に長く生活してきた人たちは，それに対する反応としての「二次障害」を発しやすいということが知られています。

✦ 自閉スペクトラムの特性があると，環境による精神的変調をきたしやすい

　自閉スペクトラムの人の特性というのは，素因として変化に弱い，不安を持ちやすい，誤解しやすいということがあります。また，環境因として，慢性的にストレスの多い環境に置かれやすいということがあります。この特性を持っているというだけ

で，環境による精神的変調のハイリスクとなります。

　したがって，本来の特性としての自閉スペクトラムに加えて，二次的な環境による精神的変調としての二次障害が起こりやすいと考えられるのです。

✦ 環境による精神的変調の鍵概念

　環境による精神的変調が，どのようなメカニズムで起こるのか。自閉スペクトラムの人の本来の特性と合わせて考えてみたいと思います。

　もともと自閉スペクトラムの人たちにはこだわりやすいという特性があります。これは言い方を変えると，自分でノルマを勝手につくって，それを過剰に頑張りやすいということです。これを「過剰なノルマ化」と言うことにします。

　不適切な環境に長くさらされていると，この「過剰なノルマ化」が増幅します。同時に，つらいことが積み重なることによって，「意欲低下」が起きます。もともと「過剰なノルマ化」の強い人に「意欲低下」が起こると，そこに葛藤が生じます。この葛藤がどのような方向に向くかによって，さまざまな精神的な変調が生じます。

　「意欲低下」が前面に立った場合にはうつになります。逆に「過剰なノルマ化」が前面に立ったときには，強迫という現象が起こります。「過剰なノルマ化」が体重を減らすという方向にいった場合には，摂食障害という現象が起こります。

　自閉スペクトラムの人たちには「感覚過敏」や「興味」の対

環境による精神的変調の鍵概念
「過剰なノルマ化」と「意欲低下」との葛藤 　　うつ，強迫，摂食障害
「感覚過敏」と「興味」の対象の狭小化 　　身体症状，アディクション，解離
「良好な記憶保持」と「イマジネーション欠如」の乖離 　　不安，恐怖，適応障害，PTSD 様症状

象が狭いという特徴があります。不適切な環境に長く生活し，ストレスが強まると，この「感覚過敏」や「興味」の対象の狭さがより際立ってきます。そして，それに伴ってさまざまな症状が出ることがあります。

「感覚過敏」が際立ってくると，身体症状が現れやすくなります。ちょっとした頭痛に興味が向いてしまうと，それが頭痛の主訴として現れてきますし，腹痛，ちょっとしたピリピリした感じなど，いわゆる不定愁訴のようなものがしばしば見られるようになります。

また，彼らのこだわりが，社会的に許されないような方向に強く出る場合のひとつの形として，アディクション（嗜癖）がしばしば見られます。それから，虐待を受けたことのある人たちで興味が非常に狭くなってきたときに，自我が分離してしまい，解離が起こることがあります。

彼らの「良好な記憶保持」の能力と，それと比べて極端な「イマジネーション欠如」との乖離も問題となります。ストレスが

強まることによって，不安や恐怖，適応障害が現れることがあります。また，彼らは「良好な記憶保持」をしますので，それが心的外傷後ストレス障害（Posttraumatic Stress Disorder; PTSD）におけるフラッシュバックのような症状となって現れることが知られています。

　以下，詳しく説明していきたいと思います。

✦ 身体症状

　身体症状では，さまざまな不定愁訴が入れ替わり立ち替わり出現することがよく知られています。

　これは，元来の感覚過敏に興味が焦点化されるということで説明できます。生活上のストレスやトラウマと連動して，こうした身体症状が出てきたり，消失したりすることになります。

✦ うつ

　うつでは，一般的に，自信が欠如したり，悲観的になったり，意欲の低下，集中力の低下，疲れやすい，不眠または過眠といった睡眠の異常が現れます。

　ストレスを溜めてきた自閉スペクトラム症の人ではしばしば見られます。

　自閉スペクトラム症の人というのは，基本的には何かをノルマ化しやすい人たちですので，ゆっくり休んでくださいと言われても，休めません。

　よく，うつになった人たちには，楽にして休んでくださいと

いう生活指導をします。しかし，自閉スペクトラム症の人たち
に，「楽にしてください」と言うと，「どうすれば楽にできるの
だろう」と一生懸命考えてしまって，そのことでかえって気疲
れしてしまうことがあります。

　ですから，言い方に気をつけないと，「楽にする」というノ
ルマを新たに課されて，かえって苦しむというようなことが起
こるわけです。

✦ こだわりの変化

　第1章で「こだわり保存の法則」という話をしました。自閉
スペクトラム症の人に関しては，うつになったときにこだわり
が変化して，一見減ったように見える場合があります。

　これは，何ごとにも意欲を感じられなくなり，熱中できる対
象がどんどん減少していくためです。熱中できる対象が減って
いくので，何かに執着する，はまり込む，のめり込むという症
状としては出にくくなります。その反面，「変化への強い抵抗」
が前景を占めるようになります。いつもと違うことを一切やり
たくない。家から一歩も出たくない。今やっている生活を一切
崩したくないというようになってくるのです。

　引きこもってしまっている抑うつ的な自閉スペクトラム症の
人の場合には，少し外に出てみようと促しても，今の生活と違
うことをやるのは，ものすごく抵抗があります。そのため，外
に出たくないという形で現れてしまい，ひきこもりが長引いて
しまうということがあります。

✦ 不安，恐怖

不安や恐怖というのは，何かよくないことが起こるのでは，と常に心配な状態です。そして，いつも緊張して気が休まらない。自閉スペクトラム症の人でつらい体験が前景を占めているという人は，過去につらい経験しか積んでいない上，もともと将来を想像することが苦手です。将来きっと嫌なことしか起こらないと考えがちで，常に心配が募ってしまい，慢性的に不安が遷延化するということが起こります。

自閉スペクトラムの人は，先の見通しが持てないと，不安が出やすいということはよく知られています。ただし，彼らは見通しが持てたとたんに不安が氷解して，手のひらを返したようにケロッとして明るい元気な様子を見せることが多いのです。

ところが，慢性的につらい経験ばかりを積んでいると，未来に明るい見通しを持つということができなくなってしまい，慢性的に不安が強まります。

したがって，見通しが持てたとたんに不安が解消するようであれば，それは二次障害とは言えず，自閉スペクトラム症本来の特性です。しかし，いったん解消してもすぐにまた不安になるという状態が遷延化するようでしたら，それは二次障害かもしれません。

✦ 強迫観念，強迫行為

強迫観念，強迫行為というのは，強迫性障害の特性ですが，自閉スペクトラム症の人にもある種の考え方や行為にこだわり

やすいという性質があります。

　通常，自閉スペクトラム症のこだわりというのは，自分でノルマとして課していますので，一切葛藤や違和感はありません。それに対して強迫性障害の人では，何か特定の考えにとらわれて，他の考え方ができなくなる。強迫観念や，何か特定の行動を最優先にしてしまうという強迫行為が，さまざまな葛藤や不全感，違和感を伴いながら生じます。

　自閉スペクトラム症の人でも一部の人は，思春期くらいになると，それまでは自分が必要だと思って何の疑いもなくこだわってやっていたことに，こんなことをやっていてもしかたがないのではないかという不全感や違和感が伴うようになります。そうすると，小さいときはこだわりと見なされていたものが，大きくなってくると強迫観念や強迫行為に移行してくる場合があります。

　かつては，自閉スペクトラム症のこだわりと，強迫性障害の強迫というのは，別の概念だったのですが，このように一人の人の中で移行してくることがしばしば経験されるというのが近年の認識です。

　◆ 逆説的高望み

　「逆説的高望み」というのは，私がつくった言葉です。自閉スペクトラム症の人は，元来ノルマ化をしやすいのですが，非常にストレスの強い生活を続けていると，これが病的に高まってくることがあります。

たとえば，学生時代に苦手な科目があった人が，その苦手な科目の克服を目的として大学に行きたいと言うことがあります。通常，大学というのは，自分の得意な科目を専攻することが多いと思います。数学が得意な人は数学科に行けばいいし，英語が得意な人は英文科に行けばいいわけです。ところが，自分は数学が苦手だったので，大学で数学を専攻したい。そのようなことを言う人が時々います。

　それから，中学，高校と勉強が最下位だった人が，どうしても一流大学に入って，みんなを見返してやりたいと，何年もかけて大学の受験勉強をします。しかし，なかなかうまくいかず，悩みが深くなっていくのです。これは，自閉スペクトラムの元来ノルマ化をしやすいという特性が，歪んだ形で増幅されてしまった例です。

✦ PTSD 様症状

　PTSD というのは，通常は，大きな災害のような極めて強いショックを受けたときに，その後遺症として出てくる症状です。

　自閉スペクトラム症の人の場合には，嫌な体験がデジタル記憶となってどんどん蓄積していきます。通常の人ならそれほどショッキングに思えないような内容の記憶が，蓄積していくことによって増幅し，巨大なエネルギーの固まりとなって，後日 PTSD 様の症状として突然出てくるということがあります。

✦ 自閉スペクトラムの人に特有なフラッシュバックの様式

　自閉スペクトラムの人は，記憶が時間軸に沿って整理されていません。過去の嫌な記憶が，あたかも今ここで起こっているかのように一気に想起されます。たとえば，大人になった人が，小学1年生のときに○○君が△△先生に怒られた様子が頭に浮かんできてつらいと言ったりします。また，小学校4年生のときに，□□君が別の子にいじめられていた様子が頭に映ってきた。中学生のときに何かで失敗したときの記憶が急に思い出されてきた。そういういろいろな時期に起こったちょっとした嫌な体験が，一度に出てきて，フラッシュバックのような現象になってしまうのです。

　これは通常のPTSDのフラッシュバックとはちょっと様相が違う，自閉スペクトラムの人たち特有の現象です。

✦ いじめ被害

　自閉スペクトラムの子は，思春期にしばしばいじめの被害に遭うことがあります。いじめた相手が必ずしも「いじめ」と思っていなくても，ちょっとしたからかい言葉を本人が真に受けてしまって，いじめられたと感じることがあります。周りの子どもは親しみをこめてからかい言葉を言っているのですが，相手の子どもはいじめられたと思ってカーッとなって反応する。そうすると，それが面白くて，いつの間にか本当にいじめになってしまうということがよくあります。

　逆に，相手は本当にいじめているのだけれども，本人がいじ

められていると気づかなくて助かってしまう場合もたまにあります。

　しかし，いずれにしても，少数派のものの感じ方，考え方をする人たちなので，同質性を好む思春期の子どもたちの中では，いじめの対象になりやすいということでは注意が必要かもしれません。

✦ 不登校

　いじめ被害に遭った子，何らかの理由で学業がうまくいかなかった子，先生との相性が悪かった子，そういった子が思春期前後から非常に高い確率で不登校となります。

　不登校は，通常，不登校になり始めたときに，何かあったのでは，と思います。しかし，そうではなく，それまでにさまざまな形で学校に対して違和感を抱いていた子が，ちょっとしたきっかけでそれまでの違和感がすべて表に出てきたような形で一気に学校に行けなくなるのです。

　ですから，不登校はものごとの始まりでなく，それまでに起こっているさまざまなことの結果であるという認識をして対応する必要があります。

　特に，本人に自閉スペクトラムの特性がある場合には，その特性を配慮した対応が必要になります。そのときに，周囲に理解不足な人がいると，本人の意に沿わない余計な刺激を与えることで事態がこじれ，不登校が深刻化することがありますので注意が必要です。

✦ ひきこもり

　さらに悪化した状態として，ひきこもりが起こります。不登校の場合は，学校には行けないけれども，他には行ける場所がある場合が多いのですが，ひきこもりの場合は，家の中以外のすべての社会的場面に参加する意欲を失った状態です。

　一部の子は，成人期にひきこもりの状態に移行する場合があるので，そうならないように支援していく必要があります。

✦ 他者への攻撃性，暴力

　自閉スペクトラム症の人というのは，本来社会のルールを守るという意欲が強い人たちですから，人への自発的な攻撃や暴力はまれです。しかし，他の人から自分が攻撃されていると感じると，それに対する反撃という意味で，攻撃性や暴力を見せる人がいます。

　自閉スペクトラム症の人に攻撃や暴力が見られた場合には，ほとんどは誰かからの攻撃に対して反撃をしている可能性があるので，何に対する反撃なのかということを，本人や周りの状況をよく調査して，分析する必要があります。

　ただし，ごくまれなのですが，彼らの興味，執着の対象が他者に対する暴力に向いてしまう場合があります。このような場合には，暴力とはどういうものなのか，暴力を受けた人がどう変化するのか見てみたいという一心で，暴力を振るってしまい，触法行為が起こってしまう場合があります。

✦ Mくん：小学4年生の男の子

　Mくんは小学4年生の男の子ですが，休み時間にふざけて
ズボンと下着をおろして下半身を露出させるという遊びを始め
てしまいました。

　担任から注意され，家にも報告をされ，お母さんからも注意
してやってくださいと言われたそうです。それで，母親が「ど
うしてそんなことするの？」と訊ねたところ，ズボンと下着を
おろして下半身を出していると，みんなが笑うので，本人は「み
んなが笑ってくれて，僕は人気者なんだ」と思っていたと言っ
たそうです。

　母親がそこで，「皆が笑っているのは，馬鹿にして笑ってる
んだよ」と教えました。Mくんはその話を聞いてから，人が
自分を見て笑うときというのは馬鹿にされているんだと受け取
るようになってしまいました。それで，他の人が笑っているの
を見るとすべて自分を馬鹿にしていると思い，怒って攻撃する
ようになってしまったのです。

　このように，自閉スペクトラム症の人たちは他の人の気持ち
を十分に理解できずに，短絡的に考えて行動してしまうことが
あります。彼らのこのような気持ちをどう整理していくのかが
重要になってきます。

✦ 解　離
　幼児期に激しい虐待を受けた自閉スペクトラムの人の一部
に，過去の記憶がところどころ不鮮明あるいは消失したりする，

いわゆる解離と見られる現象が起こることも知られています。

✦ 二次障害を生じやすい環境

このような二次障害は，本人の特性に対する周囲の無理解や，配慮のないような環境が続くと生じやすいことが知られています。

自閉スペクトラムの特性がある子については，その特性が目立たない子であっても，それなりの対応がなされた配慮のある環境が必要であると言えます。

第 **6** 章

生来性の「変異」として
理解できる自閉スペクトラム

✦ 高機能自閉スペクトラムに至る幼児期からの 4 つの道筋

図 6-1 に示すのは，私たちが 2000 年に行った研究です。

学童期に高機能自閉スペクトラムと診断された子どもたち
が，幼児期にどのような状態であったのかということを調査し
たものです。

幼児期に，典型的な自閉症と診断されていた子どもたちと，
自閉スペクトラムの特徴はそれほど強くなくて，その他の自閉
スペクトラムと診断されていた子どもたちの，その後の経過を
調査しました。

幼児期に自閉症と診断されていた子どもたちも，その他の自
閉スペクトラムと診断されていた子どもたちも，基本的には学
童期になるにつれて，自閉症の特徴そのものは弱くなってきま
す。特に，幼児期に典型的な自閉症と診断されていた子どもた

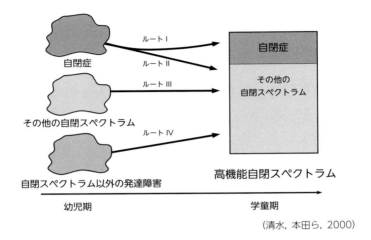

図6-1　高機能自閉スペクトラムに至る幼児期からの4つの道筋

ちの多くは，学童期になると自閉症の症状はそれほど典型的ではなくなってきます。幼児期には典型的な自閉症と診断できるのですが，学童期頃には，その他の自閉スペクトラムと診断できるような状態に移行してくる子が大勢いるわけです。

　それでは，幼児期にその他の自閉スペクトラムと診断されていた子どもたちは，さらに症状が弱くなり，症状がなくなったのかというと，決してそんなことはありませんでした。調査の結果では，自閉スペクトラムの特徴が皆無になったとみなせる例は一人もいませんでした。

　逆に，幼児期に何らかの発達の異常があるが，自閉スペクト

ラムではなくて，他の発達障害ではないかと見られていた子ど
もたちの一部が学童期になってきて，実は本質的な問題は自閉
スペクトラムだったということで，診断が変更される例もあり
ました。

　ここから言えることは，小さいときに自閉スペクトラムの特
性があった子どもたちというのは，その特性がかなり弱かった
子でも，多かれ少なかれ，その特性が残り続ける場合が多いと
いうことです。

✦ 自閉スペクトラム特有の症状と経過の研究の必要性

　自閉スペクトラムと他の精神障害との一番の違いは，起点と
なるべき正常な精神構造を有する時期が見られないまま，乳幼
児期から独特な精神構造を有し，それが成長とともにあたかも
フラクタル図形のように同形性をもって発達していくというこ
とです。そういった理解が可能なのではないかと思います。

　そうしますと，自閉スペクトラム特有の症状と経過を研究し
ていく必要性が出てきます。

　本来，正常な精神構造になるべき人がそこから外れていると
いう病理のモデルではなくて，発達には多様性があり，その多
様な発達の一類型が自閉スペクトラムなのだというモデルとし
ての理解です。「病理的な発達」モデルから「発達の多様性の
一類型」モデルへの転換と考えられます。

　私は，自閉スペクトラム症は生物学的なバリアント（変異）
と見るべきなのではないか，「発症する病気」と見るべきでは

なく，「特有の発達経過の中でみられる特徴」という理解がいいのではないかと思います。

　そして，二次障害と言われている特徴というのは，「自閉スペクトラム本来の発達経過」の中に，彼ら特有の「自閉スペクトラム的ストレス反応」が生じてきている病態と考えられるのではないかと思います。

◆ 今後の精神医学的課題

　自閉スペクトラムの特性のある子どもたちができる限りストレスやトラウマの少ない環境で育てられた場合に，どのような発達の道筋があるのかということを研究することが，今後の精神医学における重要なテーマになってくると思います。これは，二次障害を防げた自閉スペクトラムのバリアントとしての精神構造が，どのように発達していくのかという研究になるかと思います。

　この場合，二次障害を防ぐことができた自閉スペクトラムの人とは，どういう人たちなのかという研究をする必要があります。また，そのような発達を保障するために必要な発達特性に特化した環境づくりと教育のあり方はどういうものなのかという研究もテーマになります。

　そこで，自閉スペクトラムの特性はあるけれども，二次的な他の問題が防げた人たちはどのような経過をたどるのかということを，少し示したいと思います。

✦ Nさん（男性）：3歳0カ月のとき

Nさんは3歳の少し前から私たちが診ていた子で，以下は3歳の誕生日前後の所見です。

社会的相互反応としては，共感性に乏しく，一人遊びが中心で，他の子どもに関心を向けないという特徴が目立っていました。

コミュニケーションの特徴として，エコラリア，要求のみ一方的な発話，2語文が観察されてはいましたが，ひとりごとでしか使わない。応答の指差しがまだ出現していませんでした。

自助能力としては，オムツがまだとれておらず，スプーンやフォークがうまく使えません。

遊びは，物並べ中心で，いわゆるごっこ遊びは未出現です。

その他の所見として，回転運動などの常同行動が見られていました。

この時点での診断は，自閉性障害（DSM-IV）でした。

✦ Nさん：12歳のとき

Nさんの12歳のときの所見です。

社会的相互反応においては，自分の関心事を長々と話し続け，場の状況に無頓着な状態でした。

コミュニケーションの特徴としては，年齢に見合わない丁寧な言葉づかいで，話の内容が細部に入りすぎるということがありました。たとえば，日付，人名，番号などが不要にたくさん入ってくるので，話が回りくどく感じるのです。それから，表

情が不自然でした。

　興味と行動のパターンとしては，ファミコンやテレビ番組，ホラー映画への強い興味がありました。また，テレビ番組やタレントの名前に関する膨大な記憶がありました。

　ルールはよく守るのですが，自分だけでなく，他の人がルールを守ることにもこだわっていて，他の人がルールを守らないと，授業中でも怒るので，先生から時々注意をされていました。

　3歳時の自閉症の状態に比べると，随分改善して，しかも言葉を流暢にしゃべれるようになっています。この時点ではむしろアスペルガー症候群と言えるような状態像になっていました。

◆ Nさん：20歳代半ば

　20代半ばのときは，次のような状態でした。

　高校卒業と同時に電機メーカーに正社員として就職しました。上司に対しても臆せず問題の指摘や提言を行うということがあるのですが，これはこの会社では積極性があると買ってもらえました。入社5年目で，同期の中では最初にチーフとなっています。

　後輩の指導のためにコンピュータ端末の操作法のマニュアルを自らつくり，みんなに配ったところ，非常に好評を博したそうです。

　会社はシフト制ですので，職場の人たちと職場外で付き合うことはあまりありません。この方は対人関係もまだそんなに得

意ではないので，急に飲みにいこうと言われると困ってしまう
のですが，そういった付き合いがあまりなくて済んでいます。

　ただし，チーフになってからは時々自分で飲み会を企画して
いるそうです。自分の企画なら，自分の計画通りに実行されま
すので，突然ということではありませんから，安心して参加で
きるのです。さらに先輩として，後輩たちに奢ってあげている
そうです。奢ってあげると，後輩たちも文句を言わずついてき
ますので，そういった意味で対人関係でそんなに大きなトラブ
ルもなく，飲み会もできるのです。

　休みの日の趣味としては，アイドルのファンクラブのイベン
トに出かけたり，テレビゲームをやったり，CDを聞いたりし
て過ごしています。

　自閉スペクトラムとしての特性は，まだまだ残っています。
対人関係もそんなに得意ではありませんし，興味もある程度
偏っていて，いわゆるオタク趣味的なところが残っています。
しかし，Nさんは，障害者手帳を取得することもなく，普通の
会社に普通の人として就職をして，仲間うちでは出世頭になっ
ているということです。

　自閉スペクトラムの特性はありますが，社会生活で支障をき
たしていないという意味では，「自閉スペクトラム症」と診断
名をつける必要はありません。

　◆ Oさん：20歳代の女性
　Oさんは，中学生の頃までは大人しくて目立たなかったそう

です。ただし，思春期の女の子たちがグループをつくっていつでも一緒に行動することが，自分の肌に合わないと感じていました。仲の良い友だちはいましたが，出かけるときは現地集合で，他のグループの女の子たちが途中で待ち合わせて集合場所まで一緒に行くのを不合理だと考えていました。

高校生のときにある作家の描く漫画のファンになり，その作家の漫画はすべて買い集め，ファンクラブのイベントや，ファンが運営しているソーシャル・ネットワーキング・サービス（SNS）に毎晩熱中し，それらを通じた知り合いが何人かできました。

大学を卒業し，小さな会社の事務をやっています。仕事は几帳面にこなすため，信頼されています。しかし，職場の人たちから食事に誘われても，興味がないものは原則として断っているそうです。

✦ 非障害自閉スペクトラム

こういう人たちは一般の社会の中で普通に生活をしている人ですので，決して病気や障害とみなすべきではありません。

しかし，自閉スペクトラムの特性はあるわけです。ここで重要なのは，自閉スペクトラムの症状としては存在するけれども，社会の中ではうまくいっているということです。

逆に考えると，社会の中でこの人たちにとってうまくいかないことが起こるとすると，それは何なのか。必ずしも自閉スペクトラムの症状ではないのかもしれません。

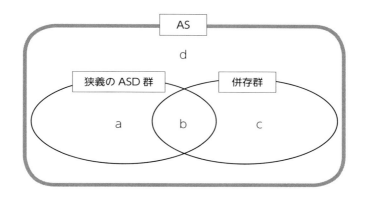

**図 6 - 2　自閉スペクトラム（AS）と自閉スペクトラム症（ASD）
との関係**

「狭義の ASD 群」と「併存群」の和集合（a+b+c）が「広義の ASD 群」，
それ以外（d）が障害のない AS となる。

（本田，精神科治療学 27(5): 565-570, 2012）

　私は，このように自閉スペクトラムの症状は残っているけれ
ども，社会適応は悪くない人たちや，一部社会適応の良好な人
たちさえいるということに気づきました。そして，こういう人
たちのことを「非障害自閉スペクトラム」と呼ぶことにしてい
ます。
　図 6-2 では自閉スペクトラムの特性がある人たちを AS とし
て囲んでいますが，この人たちはたくさんいる可能性がありま
す。その中で，自閉スペクトラムの特性が強く，そのために何
らかの障害対応が必要な人たち，これが狭い意味での自閉スペ

クトラム症（ASD）と考えられます。

　ところが自閉スペクトラムの特性はそんなに強くない，もしくは目立たないけれども，他の障害が併存することによって，事例化してきた人たちもたくさんいます。特に成人期に初めて精神科を訪れ，最初の診断はうつ病や強迫性障害のような他の診断名がついていて，しばらく経過を追っているうちに，どうやら背景に自閉スペクトラムの特性もあると気づかれるような人たちというのが，近年たくさん存在することが指摘されています。こうした人たちは，その併存障害がなければ，診断されなかったかもしれないし，事例化しなかったかもしれません。先ほど述べたNさんやOさんのように，大人になっても他の問題を併存しなかった人は，特に障害対応されずに普通に生活されているわけです。

　そうすると，図6-2のdの群とcの群というのは，もともとは同じ程度の症状の弱い自閉スペクトラムの人たちで，二次障害が防げるとdの群，二次障害が出てしまうとcの群ということになります。そして，狭義のASDにcの群を加えた和集合というのが，広い意味での自閉スペクトラム症となるのでないかと思います。

　そうすると，自閉スペクトラムの特性を持っているけれども，自閉スペクトラム症と診断されずに済んでいる「非障害自閉スペクトラム」の人たちがどれくらいいるのかということがテーマになってきます。大人になった段階で二次的な問題が少しでも少なくなっていれば，社会の中でうまくやっていける可

能性が高いのではないでしょうか。子どものときの支援においても自閉スペクトラム症の症状を減らしていって，できるだけなくしていくということを目標にするよりも，二次障害を予防することのほうが重要ではないかという発想になってくるわけです。

　小さいときに自閉スペクトラムの特性があった子の多くは，大きくなってもその特性は残ります。ですから，特性が残るという前提でどう育てていくか。そういう視点で，彼ら特有の発達の仕方を研究していくことも今後の研究テーマになります。

◆ 乳幼児期の対人・コミュニケーション

　自閉スペクトラムの子どもたちが，乳幼児期から大きくなるにつれて，どんな変化が起こってくるのか。私なりに整理したものを示します。

　まず，乳幼児期の対人・コミュニケーションですが，基本的に自閉スペクトラムの人は，小さいときは人と物とを分け隔てしないという特徴があります。通常の子は，物と人があるときには物よりも人を優先します。これは私が経験した事例でのエピソードですが，幼児期に友だちが自転車に乗っていて，転んでしまいました。そのときにその子はあわてて駆け寄って，心配そうに「大丈夫？」と言って声をかけました。しかし，その子が声をかけていた相手は自転車でした。

　一般の子は，倒れたのは「自転車に乗っている人」と考えます。しかし，その子にとっては，「自転車および人」が一緒に倒れ

ていたということになります。人は泣きながらも立ち上がった
けれども，自転車は倒れたままでした。そうすると，どちらが
心配かというと，まだ倒れたままの自転車は大丈夫だろうかと
いうことになり，自転車に声をかけたのです。このように，人
と物とが並列に扱われてしまうのが特徴です。

　人と物が並列なので，当然人同士も平等です。一般の子ども
は人の中でも，特に母親というのが特別な存在として浮かび上
がってくるのが乳幼児期の特徴です。しかし，自閉スペクトラ
ムの子の場合，乳幼児期に母親はそれほど特別な存在として位
置づけられません。

　このときに，母親との間の愛着（attachment）が十分に形
成されていないことが原因ではないかと考えて，これを十分に
保障することによって自閉が治るのではないかとの仮説を持っ
ている人がいます。私の経験では，必ずしもそういうことはあ
りません。むしろ，attachment は，最初は乏しいのだけれども，
後から出てきます。Attachment よりも前に大事なのは，彼ら
にとっては信頼です。自閉スペクトラムの子は，自分の予想通

りに物事が進むことを好みます。つまり，人間関係も予想通りになってほしいのです。小さい頃は，愛情の問題よりも，周りの人が自分の予想通りに動いてくれるかということを見ているので，ある程度法則的に動く人を信頼します。逆に，どんなに愛情深く接していても，言うことややることが時と場合によってコロコロ変わるような人だと，なかなか信頼できません。そこが自閉スペクトラムの子の大きな特徴です。

　また，親子関係というのは，親が子どもにいろいろなことを指示したり，命令したりして，子どもは親に従うものだという了解の上に成り立っています。しかし，自閉スペクトラムの子には，納得いく理由がないのに上から命令されて盲目的にそれに従うという了解がありません。したがって，どんなに信頼していると思っている親であっても，理屈に合わない命令をされると，当然反抗するわけです。ですから，いわゆる従命行動ということが，まったく動機になりません。

　それから，他人が何を考えているのかということに無頓着です。当然，情報は伝達して共有すべきだということに対する関心が低いのも特徴になります。

✦ Ｐさん：５歳の女の子

　Ｐさんの母親は，「子育ては母親の愛情が大事」と聞いて，なるべく多く一緒に遊ぼうと思って子どもに積極的に関わっていたそうです。そのような母親に対して，Ｐさんはクールに，「お母さん，何も話さないで見ててくれるのも『好き』っていうこ

となんだよ」と言ったそうです。つまり，母親が愛情深く一緒
に関わっていると，自分のペースで遊びたいというそのペース
が崩される。そばで見ててくれるだけでいいと，そういうこと
なのです。

　このようなことを，小さいときにはっきり言ってのける子ど
もがいます。ですから，通常のように，愛情深く子どもに接し
たり，なるべくスキンシップをとってぴったりくっついて遊ん
であげたりするというやり方だけでは，自閉スペクトラムの子
どもにとっては，少しありがた迷惑になってしまうということ
もあるかもしれません。

✦ 発達に伴う変化：対人・コミュニケーション

　こうした自閉スペクトラムの子も，発達に伴って少しずつ対
人・コミュニケーションが変化してきます。

　まず，対人関係ですが，彼らが社会のルールに気づく時期が
あります。幼児期後半から学童期前半にかけてです。その時期
には，ルールを守るようになると同時に，理念としての正義感
や思いやりが出てきます。前後して，ルール遵守への意欲が高
まります。

　次いで，形式的な向社会的行動が出てきます。いわゆる思い
やり行動です。しかし，これはあくまで形式的です。たとえば，
電車に乗っていて，高齢者が乗ってくると，杓子定規に席を譲
ろうとします。「もう隣で降りますから結構です」と言われて
も，「老人なんだから座りなさい」などと命令したりして，か

発達に伴う変化：対人・コミュニケーション
1. 理念としての正義感や思いやりが先行
2. 前後して，ルール遵守への意欲が高まる
3. 次いで，形式的な向社会的行動が出現
4. 遅れて他者への関心やマインドリーディングへの意欲が出現
5. その後，ようやく自発的な協調性が出現
6. 前後して，自分が対人・コミュニケーションにおいて少数派 であることに気づくケースが増える

えってひんしゅくを買う場合があります。

　遅れて，他の人への関心や，他の人の気持ちを読もうという
マインドリーディングへの意欲が学童期後半になってくると出
てきます。

　その後，ようやく自発的な協調性が出現しますが，前後して，
自分が対人・コミュニケーションにおいて少数派であるかもし
れないということに気づき始める子が出てきます。

　このように，学童期後半にかけては，社会のルールを守るだ
けでなく，人の気持ちを読もうとか，協調しようという気持ち
が出てきます。しかし，そのわりにうまくいかないと感じるの
です。ここで気をつけないと，自信を失ってしまったり，社会
参加の意欲が乏しくなってしまったりすることが起こります。

　◆ 過剰なストレスやトラウマを回避できた自閉スペクト
ラムの成人期の対人・コミュニケーション

　過剰なストレスやトラウマを回避できた自閉スペクトラムの

子は，このような発達を遂げて，成人してくるとどうなるのでしょうか。

　基本的には，社会のルールをよく守る，真面目な人になります。それから，法則を重んじますので，言ったことはきっちりやる，言わなかったことはやらないという，いわゆる言行一致の姿勢が形成されて，信頼できる人になってきます。

　理念としての正義感や思いやりが育っていて，協調行動をとる意欲もしっかり身についています。だだし，これは意欲だけです。協調行動というのは，臨機応変な判断が必要ですが，臨機応変な対人関係は苦手なまま残りますので，協調行動をとろうという意欲が空振りになってしまうことがあります。

　これが成人期の自閉スペクトラムの人で，二次障害を予防できた人のプロトタイプと言えます。

　ただし，現時点で成人している自閉スペクトラムの人というのは，必ずしもこういう人物像にはなっていません。なぜかというと，成長発達する中で，さまざまで複雑な他の要素が入ってくるからです。

✦ 自閉スペクトラムの人の発達の縦断的な変化

　自閉スペクトラムの人の発達の縦断的な変化を模式的に考えてみますと，自閉スペクトラムの特性が保たれて大人になると，同じような特徴のまま大きくなるというモデルが考えられます。自閉スペクトラムの子の一部では，それ以外にも何らかの発達特性を持っている子がいます。別の発達障害の特性が加

過剰なストレスやトラウマを回避できた
自閉スペクトラムの成人期の対人・
コミュニケーション

1. 真面目になる
2. 言行一致で信頼できる
3. 理念としての正義感や思いやりがある
4. 協調行動をとる意欲は身についている
5. 臨機応変な対人関係は苦手

わってくるので，ちょっと形が変わってきます。

　さらに，成長のプロセスの中で，環境の中でのストレスやトラウマを受けることによって，別の要素が加わってきます。結果として成人期に見せる状態像というのは，非常に複雑になってきます。この中に果たして自閉スペクトラムの特性と言えるものがどれくらいあるのか。分析をするのは，一度や二度の診察ではかなり難しいという事態も出てきます。

　最初の診断は他の診断名なのですが，しばらく治療を続けている中で，ようやく自閉スペクトラムの特性があるということがわかってくるという人がたくさんいます。

　成人期の自閉スペクトラムを理解するうえでは，もともとその特性があるかないかということだけでなく，どんな育ち方をしてきた人なのかということを分析していくことが必要になってきます。

　以下では，自閉スペクトラムの人たちが，経験しうる育ち方を４つのタイプに分けて考えていきたいと思います。

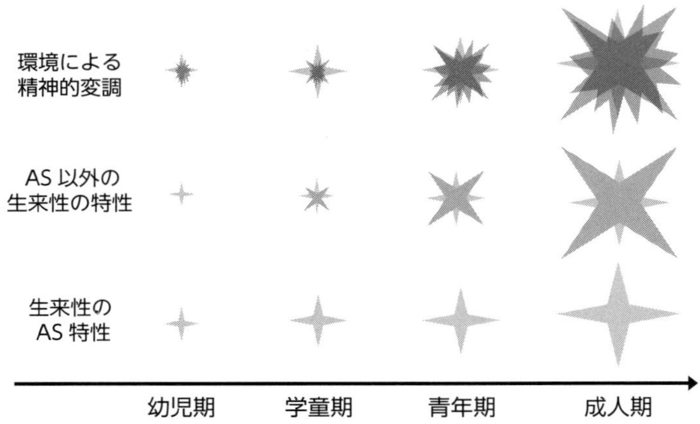
環境による
精神的変調
AS 以外の
生来性の特性
生来性の
AS 特性
幼児期
学童期
青年期
成人期

図 6 - 3　発達障害の縦断的変化

✦ 特性特異的教育タイプ

まず，特性特異的教育タイプです。これは個々の発達特性に応じて必要な課題を適切に与えられて育っているタイプです。本人が興味をもって取り組める手法をちゃんと与えられています。そして，少しの努力で短期間に達成可能な目標を設定してもらい，それをクリアすることによって達成感を得るということをこまめに繰り返しています。また，他の人に気軽に相談できる環境も提供されてきています。

このような特性特異的教育タイプの環境で育った人は，真面目で安定した性格になりますし，得意領域がきちんと伸びます。

苦手領域はあるけれども，それにそれほど強い苦手意識を持たずに済みます。そして，他の人に相談をしながら，自分の進路を考えていくことができます。

　このような人が二次障害を予防できた状態の自閉スペクトラムの人だとすると，以下の３つの育ち方のタイプでは，何らかのダメージを受けてこの状態から外れてくると考えられます。

✦ 放任タイプ

　放任タイプは，発達特性に対する理解が全く得られないという環境です。通常良しとされる子育て・教育環境は，自閉スペクトラムの子にとって，必ずしも恵まれた環境とは言えません。一般の子どもにはそれでよくても，変異である自閉スペクトラムの子には，それは適切ではないということがあるわけです。

　対人関係やコミュニケーションが独特な自閉スペクトラムの子どもは，通常の接し方では必要な情報が十分には伝わりません。通常，親の子どもに対する対応は場当たり的になりがちです。そのときそのときで良いと思ったことはやりなさいと言い，ダメなときにはその場かぎりの指示としてダメと言います。そ

れでも，一般の子どもは何となくピンとくるのです。しかし，自閉スペクトラムの子どもではピンときません。

　一つひとつの指示の意味がよくわからないままに，明確な目標やビジョンが持てずに終わってしまうわけです。当然，本人はよく周りが見えていない状況で生活せざるを得ませんので，さまざまな形で頻繁に周囲との軋轢が生じます。叱られる場面が増えてきたり，非難されたり，いじめの対象になりやすいわけです。

　このような放任タイプの環境で育った人は，不安が強く，他の人への猜疑心が強くなります。情緒不安定で，他罰的，攻撃的になります。さまざまな精神症状が併発しやすくなりますし，将来について無関心で，見通しが持てなくなります。

✦ 過剰訓練タイプ

　過剰訓練タイプは，発達特性があるということに，親をはじめとした周りの人たちが気づいているにもかかわらず，その存在を否定して，本人が苦手なことを克服させるために過重な課題を与え続けるという環境です。逆に，本人が好きなことや得意なことはあまり認めません。

　たとえば，自閉スペクトラムの子はゲームで遊ぶのがとても好きで，得意な子が多く，一方で礼儀やマナーが苦手だったりします。そうしたときに，礼儀やマナーを教える，一生懸命挨拶の練習をさせる，そういうことばかりをやります。一方で本人がゲームをやっていると，それに関してはいつも叱り飛ばす。

このようなことをしていると，本人としては自分がやっていることはすべて否定されるような印象を持つわけです。非常に強くストレスをかけられることが多くなりますので，それが長く続くと，どこかで我慢しきれなくなってしまいます。

　このような過剰訓練タイプの環境で育った人というのは，大人になるとストレスがかかることをことさらに避けるようになりますし，無気力，無関心になります。叱責されることが多いプロセスの中で，「そんなことをやっていると，ろくな学校にいけないよ」とか，「そんなことをやっていると，就職できないよ」などと脅されます。それを真に受けて，結局自分は就職なんてできないに決まっていると，初めから諦めてしまったり，就労することが怖くなったり，自信を失ってしまったりします。

✦ 自主性過尊重タイプ

　これは，支援者が本人のストレスを軽減することだけを重視するという環境です。自閉スペクトラムの子は得意な能力もあったりしますので，得意な能力を伸ばそうという発想があるのはいいことなのですが，苦手なことは一切やらないでいるとこのタイプになります。

　このタイプは，学校の成績が優秀な子の場合に多くみられます。学校の成績が優秀だと，将来良い学校に進学できるのではないか，良い学校に進学すると，就職にも有利ではないかと，親は考えがちです。そうすると，本人は学校の勉強さえすればいいので，他のことは全部親が肩代わりしてやってあげるとい

う環境に陥りがちです。

　このような自主性過尊重タイプの環境で育った人は，好きなこと以外はまったくやりません。仕事も「やってやる」という傲慢な態度が身についてしまいます。そのわりには，実用的な能力にしばしば乏しい。学校の勉強，特に高学歴の子のやってきた勉強というのは，必ずしも実生活では役に立たないことが多いのです。ですから，「あいつは良い学校を出ているのに，お茶の淹れ方すらわからない」などといったことで，会社に入っても少し否定的に見られたりする人が出てきます。

　それから，目前の問題は回避できますが，どこかで摩擦が生じて，結局本人の混乱がかえって強くなるということもあります。

　自主性過尊重タイプの人は，特に学力の高い場合には，高学歴であるけれども会社に入ってからうまくいかなくなるというケースが比較的多いと思います。

第7章

支援の考え方：幼児期〜思春期

・・・・・・・・・・・・・・・・・・・・・・・・・・・・・・・・

　ここからは支援の仕方について考えていきます。まずは，幼児期から思春期にかけてです。

✦ 無理な要求が二次障害を引き起こす

　次ページの表は発達障害のある小学校5〜6年生の保護者向けの研修会で，私が話をしたときに，事前にいただいた質問の中からいくつかピックアップしたものです。

　それぞれ異なる内容なのですが，私はこれらには共通の特徴があると考えました。

　それは，こういった親の希望というのは，基本的には二次障害を引き起こす恐れのある無理な要求だということです。

　一つひとつを見てみると，それができる子どもにとってはたいしたことのないように思えるかもしれません。しかし，小学5，6年生になっても親の悩みとしてこれらの相談が出てくる

子というのは，これらの課題が苦手だということです。

　苦手なことを5，6年生になってもまだなんとかさせたいと親が思っているというのは，子どもにとっては無理な課題を常に課すことによって訓練過剰になってしまう恐れがあります。そうすると，その期待に潰されてしまい，思春期以降にうつや意欲低下といった二次的な問題が起こってくる可能性があるというわけです。

◆ 発達障害の人たちへの支援における最重要課題は，二次障害への対応

　幼児期から学童期は，まだ二次障害が出現する前もしくは出現し始めと言えます。ですから，予防的介入あるいは出現しかかったときの危機介入が重要になってきます。

　学童期から思春期にかけては，危機介入あるいは二次障害が出てしまった後の事後介入が，少しずつ入ってきます。

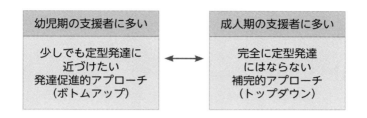

幼児期の支援者に多い	成人期の支援者に多い
少しでも定型発達に近づけたい発達促進的アプローチ（ボトムアップ）	完全に定型発達にはならない補完的アプローチ（トップダウン）

図7-1　発達障害の人たちへの療育—葛藤の構造—

　青年期から成人期にかけては，二次障害への対応としては主に事後介入ということになります。

✦ 発達障害の人たちへの療育—葛藤の構造—

　発達障害の人たちへの療育では，常に葛藤の構造というものが出てきます（図7-1）。

　ひとつは，少しでも定型発達に近づけたいという気持ちに基づいた発達を促進するようなアプローチです。苦手なことを底上げするという意味で，ボトムアップと言っていいかもしれません。

　それに対して，発達障害では，完全に定型発達にはならないわけですので，できることでできないことを補完するという補完的なアプローチがあります。これは将来を見越してそこから考えるという意味で，トップダウン的な考え方と言えます。

　通常，幼児期の支援者は，苦手なことを少しでも伸ばしたいというボトムアップのアプローチに偏りやすい傾向がありま

す。一方，成人期の支援者は，トップダウン的なアプローチを重視することが多いように思います。

しかし，よく考えてみますと，幼児期に苦手なことを伸ばせ伸ばせと言われている状態と，成人期になってもう苦手なことはこれ以上頑張っても難しいから，できることで苦手なことを補おうという考え方というのは対立的です。では，いつからこれを切り替えていけばいいのか。非常に難しい問題です。

私見では，周りの人たちは，子どもが小さいときからトップダウンアプローチを十分に認識しながら接していく必要があるのではないかと考えます。

✦ 発達心理学の進歩が招いた混乱

発達心理学が進歩したことによって，子育ての世界では今，混乱があるのではないかと思います。

もともと発達心理学というのは，平均的な子どもの発達の実態を調べるための統計に基づくデータです。ですから，一般の子どもたちがある一定の年齢でこういうことができますよというデータの裏には，多くの子どもの統計データがあります。しかし，それよりも早くできてしまう子どもも一部存在しますし，それよりも遅くできるようになる子どもも存在します。

そういったバラつきのあるデータの中で，あることができるようになるのは，平均すると，これくらいの年齢であることが多いという知識の積み重ねが，発達心理学なのです。

ところが，いったん統計データとして出された発達心理学は，

次の世代の親たちにとっては，子育てのノルマとして課されてしまいがちです。

　たとえば，おむつが取れる平均的な時期が2歳代だとすると，「2歳代になったら，そろそろおむつをはずす練習をしてください」と，子育ての本に書かれてしまったりします。しかし，実際には，おむつは1歳代で早くから取れる子もいるかもしれませんし，3歳，4歳になってようやく取れる子もいるわけです。あくまで平均が2歳代であるということにすぎません。

　ですから，必ずしもそれを目標にする必要はないのですが，ついついわれわれはそれをノルマにしたくなってしまいます。すると次世代の親たちにそれが新たな課題として課せられ，従来にはないようなノルマを感じて，それが子育て上のストレスになり，子どもへの無言のプレッシャーになって現れます。そうしたことが子どもの健全な成長を阻むということもあり得るかと思います。

✦ 近年の発達心理学からわかってきたこと
　近年の発達心理学からわかってきたことは，子どもの発達には，かなり多様性があるということです。いろいろな領域が同時に均等に伸びるわけでもありません。ですから，一人の子どもの中でも，いろいろ領域があり，ある領域が得意な子は，そこは早いかもしれませんが，別の領域はゆっくりかもしれません。そういった発達のデコボコが誰にでもあるのだということが，むしろ大事な前提なのではないかと思います。

✦ みにくいアヒルの子

アンデルセンの童話で「みにくいアヒルの子」という話があります。

> アヒルの巣で，一羽だけ，すがたのちがうひよこが生まれましたが，みんなからいじめられ，いつも一人ぼっちでした。けれど春になり，このアヒルの子はおどろきます。水にうつった自分のすがたは白鳥になっていたのです。
>
> （NHK「おはなしのくに」より引用）

なんて変なアヒルの子だと思って，自分も悩んでいたし，周りからも白い目で見られていたのが，結局白鳥だったという話です。

これを子育ての教訓として考えてみます。アヒルの子だと思って，アヒル流の育て方をしようとすると，うまくいかなかった。どうにかして頑張ってアヒルに育てようと思っても，結局アヒルにはならなかったという話です。

もし，アヒルの群れの中にいるけれども，この一羽だけは白鳥の子どもだと初めからわかっていたら，どうだったか。多くのアヒルのひなの中にいながらも，この一羽だけは白鳥として育てればよかったわけです。

たとえば，他のアヒルのひなと比べると，羽の抜け替わる時期が違うかもしれませんし，もしくは飛ぶ練習を始める時期が違うかもしれません。それはアヒルとしては変だけれども，白

鳥としてはそれが標準だとわかっていればいいのです。

　発達障害の支援というのは，それに似たところがあるのではないかと思います。通常の発達だと，「この時期にこういうことを教えるべきだ」という前提があります。しかし，自閉スペクトラムの子どもの場合には若干一般の子どもと順番が違うかもしれない。もしくは他の子どもよりも時期がずれるかもしれないわけです。

　それを，一般の子どもとして異常だと考えるのではなくて，自閉スペクトラムの子どもの育ち方としては標準だと考える。そういう考え方があっていいのではないかと思います。ですから，これからは，自閉スペクトラムの人特有の発達のパターンということを研究する必要が出てくるのではないかと考えています。

◆ 発達の最近接領域（ヴィゴツキー）

　ただし，残念ながら今のところ，自閉スペクトラム特有の発達パターンや，彼らはこう育てればよいという確立された知識はありません。そこでわれわれがやらなければいけないことは，一人ひとりの子どもに対して，その子の発達の最近接領域を探すことだと思います。

　発達の最近接領域というのは，ロシアのヴィゴツキーという学者が提唱した概念です。自力では到達できないけれども，他の人の援助があれば問題解決が比較的簡単にできる領域のことを指します。

一人では少し時間がかかりますが，誰かがちょっとヒントを与えてあげるだけで，自分で合点がいき，学習ができる。そのことによって，教育の効果がある。ですから，その人の発達の最近接領域をうまく見つけて，教える，というのが，教育の極意だというわけです。

　多くの子どもは，同じような時期に，同じような発達の最近接領域を見つけることが可能です。しかし，発達に特有の歪みがある子どもの場合には，発達の最近接領域は他の子どもとずれています。したがって，その発達の最近接領域が，一人ひとりの子どもにとってどこにあるのかを見出すことが非常に重要な課題になってきます。

✦ 5歳で挨拶ができないと問題か？

　たとえば，多くの幼児は，学校に上がるくらいまでの時期には，人に挨拶をすることを覚えます。

　だいたい5歳くらいで多くの子はこれが身につきます。ところが自閉スペクトラムの子では，5歳くらいの年齢では人に上手に挨拶ができない子も大勢います。

　こういったときに，もう5歳なのだから挨拶を教えなければいけないと考えるのは妥当ではありません。

　むしろ，その子にとって，比較的短い時間で挨拶を身につける時期はいつなのだろうかということを，一人ひとり考えていく必要があるのです。

　実際のところ，多くの自閉スペクトラムの子は，大人になる

までのどこかの時間で，必ず挨拶が身につきます。特に，障害のあまりないタイプ，非障害自閉スペクトラムの子の場合，大人なると非常に礼儀正しく人に挨拶ができます。しかし，5歳のときには挨拶ができなかったかもしれないわけです。

　その人その人で挨拶を身につける時期というのは違います。それを杓子定規に5歳になったら挨拶を教えなければいけないと考えると，こういった子にとっては，余計なプレッシャーがかかって，かえって人嫌いになり，適切な挨拶を身につけようという意欲が損なわれてしまうかもしれないのです。

◆ 教育界にしばしばみられる「幻想」

　教育界にしばしば見られる「幻想」があります。どんな子でも，時間をかけて繰り返し量をこなせば，必ずできるようになるという考え方です。

　しかし，これは誤りです。たとえば，2歳の子どもに繰り返し教えれば漢字を覚えるのかというと覚えられません。ですが，6歳くらいの子どもに丁寧に繰り返し教えていけば，多くの子どもは覚えるわけです。

　これは，漢字を教えれば身につけられる発達の最近接領域の子が，6歳くらいになってくると徐々に増えてくるのに対して，2歳だとほとんどの子どもにとって，漢字を覚えるということが発達の最近接領域ではないからです。

　同様に，発達障害の子の場合には，他の子どもたちがその時期に発達の最近接領域だとしても，自分は違うということがあ

るわけです。その時期に，いくら繰り返し教えられても，身につけられないものは，まったく身につけられません。

　ところが，時々学校の先生などで，ドリルのように何十回何百回と繰り返しやると，身につくのではないかと思って，苦手なことに限ってたくさんの課題や宿題を出す場合があります。これはむしろ逆効果になってしまいます。苦手な科目を特訓させられると，嫌いになってしまいますので，むしろ意欲が下がってしまうわけです。

◆ ある小学校の『入学のしおり』から

　これは，ある小学校の『入学のしおり』です。これを見たときに大変驚いたものですから，写させていただきました。

　学校の校長先生が，翌年入学してくる子どもの保護者向けに書かれたメッセージです。

　多くの子どもにとってこれはクリア可能な課題かもしれません。しかし，小学校に入学するまでに，これができない子どももいるわけです。そういった子どもの親がこれを読んだらどう考えるでしょうか。「こうしたことができないと小学校に入れてもらえる資格がないかもしれない」，もしくは，「これができない状態で，小学校に入学させるということは，親である自分の養育能力が問われてしまう」。このように感じてしまって，非常に焦りを覚えるのではないでしょうか。

　そういった焦りが，否定的な感情として子どもに向いてしまうことによって，子どもが情緒的に不安定になってしまうとい

入学までに，以下のことができるようにしてお
いてください。

・人に呼ばれたとき，「はい」とはっきりと返事ができる
・人の話をしっかり聞ける
・自分の名前や家族の名前が言える
・自分の名前（ひらがな）を読むことができる
・自分で身の回りの始末をすることができる
・自分で洋服を脱いだり着たりすることや，脱いだも
　のをたたむことができる
・はしやスプーンを使って，自分で食事ができる
・排泄の始末ができる

うことがあり得るわけです。
　これをすべての子どもに必要なノルマと見なすのは，非常に
危険な考え方ではないかと思います。

◆ 支援の専門性とは？

　支援の専門性とは何かということを考えてみます。それは，
一人ひとりの子どもにとって，適切な発達の最近接領域を見極
めることなのではないかと思います。今，獲得可能なことは何
なのか。まだ，獲得不可能なことは何なのか。こういったこと
を見分ける力が求められます。
　そして，予後の見通しに沿って，補完的アプローチをためら

わないこと。今できないかもしれないけども，他にできる能力
をうまく使って，できないことを補う。そういった見極めが必
要になってきます。

✦ 発達リハビリテーション

このような考え方は，リハビリテーションの考え方に通じる
部分があります。私はこれを「発達リハビリテーション」と呼
んでいます。

すべての人に共通の精神構造に近づけていこうという発想で
はなく，自閉スペクトラムという生物学的なバリアントに特有
な発達モデルに即した支援を行っていこうという考え方です。

以下に，そういう発想に基づいた支援の考え方を，いくつか
ご紹介していきたいと思います。

✦ 物心つく前の特訓は

物心つく前に特訓をすると，一般的には情緒的に不安定にな
ります。先ほども紹介したように，2歳の子どもに漢字を特訓
しても無理ですし，将来いくら野球選手に育てようと思っても，
1歳の子どもに100メートルダッシュをさせようというのは無
理な話です。そのようなことをさせようとすると，子どもは非
常に不安定になります。まだ物心もついていない時期で，将来
の目標も十分持てていない子どもに対して，何かを特訓させる
というのは情緒を歪めます。

これを自閉スペクトラムの場合にあてはめると，元来の発達

特性に加えて，二次的な障害を起こす危険性を高めると考えられます。

✦ 成長の鍵は，思春期にあり

では，自閉スペクトラムの子に，物心がつくのはいつ頃なのでしょうか。これは思春期なのだと思います。実際，大人になった自閉スペクトラムの人たちに過去を振り返っていただき，周りが見えるようになってきて，自分なりに人生の目標を立てて，その目標に向けて頑張ろうという気持ちが持てるようになったのはいつ頃ですかということを聞いてみますと，多くの人は中学生くらいだったと言います。

逆に言うと，中学生つまり思春期よりも前の時期は，彼らにとってはまだ物心がつく前の時期ということになります。まだ周りも十分によく見えていませんし，将来に対する自分の目標もはっきり確立していません。そういった時期に，君はここが苦手だからここを特訓しなさいと言われ，目標も持てていないのに，苦手なことばかりつつかれて，しかもその特訓を強要されると，基本的には前向きな気持ちが薄れてしまうわけです。

✦ 思春期よりも前に取り組みたいこと

私は思春期よりも前というのは，もっと自然体で子育てをすべきだということを強調しています。

その子が，すぐに伸びそうなことは積極的に手伝えばいいのですが，伸びるのに時間がかかりそうなことはやめておく。そ

して，何よりも大事なのは，本人の意欲を減らさないことです。

　一番重要なのは，教科学習よりも心の健康です。何よりも自信と現実感の得られる生活環境をつくっていくこと。そして，合意の習慣を通じた自律と社会性の育成ということが重要です。

　そのために，育児方針としては，保護的に構造化された環境を提供すること。得意なことを十分に保障すること。不得意なことに苦手意識を持たせないこと。大人に相談してうまくいったという経験を持たせること。こうしたことが重要だと考えます。

◆ 保護的に構造化された環境

　保護的に構造化された環境というのは，ちょっと頑張れば達成可能な課題を設定してもらうということです。通常の子どもだったらちょっと頑張れば達成可能なことでも，自閉スペクトラムの子にとってはその時点ではいくら頑張っても達成が難しいことがあります。

　たとえば，いわゆる空気を読むというようなことです。一般の子どもなら5，6歳になってくると，周りの様子を察知しながら，空気を読むことができるようになります。しかし，自閉スペクトラムの子では，5，6歳ではまだ無理です。

　そうすると，他の子だったらちょっと頑張ればできることでも，自閉スペクトラムの子にとっては何カ月も頑張ってもなかなか達成不可能ということになってしまいます。他の子と同列

で育てていると，他の子はどんどん身につけるのに，その子は
いくら頑張ってもいつまで経っても身につけずに，かえって苦
しくなるといったことが起こるわけです。そういった場合，今
ちょっと頑張ればできることは何なのかということを，別の課
題として考えていく必要があります。

　無駄な失敗の予防ということも大切です。通常は，失敗を糧
にして成長するということが期待できます。しかし，それは本
人が失敗したときに，その失敗を糧にして頑張ろうという気持
ちが持てたときに限られます。いつもいつも失敗ばかりしてい
ると，どうやればうまくいくのかというイメージが持てないた
めに，だんだん意欲が失われていきます。

　ですから，まだ物心がつく前の思春期前の時期には，無駄な
失敗はなるべく避けて，ちょっと頑張っただけですぐに成功で
きる，そういう環境を用意することが必要になります。

　それから，この時期の自閉スペクトラムの子どもたちは，拒
否する，要求をする，選択する，相談するといったコミュニケー
ション行動が十分にはできません。したがって，彼らがこのよ
うなコミュニケーションを自由にできる場をきちんと保障して
おく必要があります。

　◆ 課題は，多くてもひとつ。優先順位を考える

　そのようなコミュニケーションの場を用意しようとすると，
生活のいろいろな場面で教育上の課題が出てきます。複数の課
題がある場合，優先順位をつくって，今ここで教えたい課題は

一つというように絞っていく必要があります。

　優先順位を絞っていくためのポイントとしては，大人になったその子のライフスタイルをイメージしたときに，一番大切なことは何なのだろうかということで決めていくといいと思います。

✦ 完璧を目指さない

　課題をやるとき，通常要求されるのは，早くやってほしいということと，なるべく正確にやってほしいということです。そういったときに，多くの子どもは，早くかつ正確にやろうとします。実際には，ある程度早く，ある程度正確にという形で出来上がってきます。

　一般の子どもの場合には，「もっと早くやってよ」と言われても，ある程度正確さを要求されているということは当然わかりますし，「きっちりやってくださいね」と言われても，ある程度のスピードは求められているということはわかります。ところが，自閉スペクトラムの子は，注意が一つのものにフォーカスされてしまいますので，早くやりなさいと言われると，早くやることだけを一生懸命やります。ですから，正確かどうかということは，頭から飛んでしまいます。一生懸命早くやって持っていったときに，早くやったことを褒められずに，ここが間違っているではないかと指摘されると，その子にとっては約束違反になるわけです。誰も正確にやれと言わなかったじゃないか，一生懸命早くやったのになぜ，それを褒めてくれずに，

正確にやらなかったことを指摘されるのか，ということで，納得がいかなくなってしまいます。

　早くかつ正確にやるというのは，両立が難しいことです。早くやろうとすると，正確さは疎かになってしまいます。間違いないようにやろうとすると，ゆっくりになってしまうわけです。こうした二律背反的な状況というのが非常に苦手な子が多いのです。

　ですから，早くやることを練習させたいのであれば，内容のミスは問わない。逆に，正確にやらせたいなら，スピードは問わない。初めは丁寧にやっていく必要があります。些細なことですが，こういったことをきちんとやることによって，信頼関係が築きやすくなります。

✦ 興味がないと全くやる気がおきない

　それから，自閉スペクトラムの人たちは興味が偏っていますので，興味がないことに関しては，全くやる気がおきません。ところが，いざというときだけはやったりします。普段は興味があることだけしかやらないくせに，締切りが決まっていると，気乗りがしなくてギリギリ直前までやらなくても，締切りの前の晩の夜中にはやったりします。

　このようなときには，周りもハラハラして，まだやらないのか，まだやらないのかとせっついて本人がイライラするわけです。結局，前の日になって慌ててやって，何とか間に合わせる。親としては，前の日に慌ててやるくらいだったら，平素からき

ちんとやるようにしようと言いたくなります。

　しかし，このようなことを通じて子どもが学ぶのは，「自分はいざとなったらやればできるのだ」ということです。このタイプの子の場合，直前に間に合わせるという技術が，将来を左右するのかもしれません。むしろ，日頃からコツコツやらせようとすると，好きでもないことをコツコツやることに，一般の人よりも多くのエネルギーを注いでしまうので，いざというときに頑張りが効かなくなったりします。

　こういったとき，私は親たちに，「普段ちゃらんぽらんだけれども，いざとなったらやる人と，普段きっちりやるけれどもいざとなったときに力が発揮できない人と，どちらがましですか？」と聞きます。多くの場合，特に仕事の場では結果が問われるわけですから，途中のプロセスがどんなにちゃらんぽらんでも，最後にきっちりと帳尻があっていればいいわけです。

　こういった子どもの場合には，日頃きちんとやるかどうかよりも，結果として期限までに間に合っているかどうかのほうが重要だということをきちんと身につけさせたほうが，合理的と言えます。

◆ 無駄な失敗の予防

　無駄な失敗の予防の例です。問題行動の契機となりやすいものは，あらかじめ整理しておきます。自閉スペクトラムの子の多くは，目に入ったものに衝動的に注意が向いてしまいます。何かに注目して作業をやってもらいたいのに，数メートル先に

好きなおもちゃがあったりすると，今やっていることが疎かになってしまい，おもちゃに手を伸ばしてしまうのです。そういったときに，おもちゃが目に入りながらも，手元の作業を一生懸命やるというのを課題にするというのは，あまり合理的ではありません。目に入らないようにしておけば，目の前の作業に集中できるわけです。無理して集中力を鍛えようなどと思わずに，目に入るものを排除してしまえば，問題はすっきりしますし，無駄な失敗を防ぐことができます。

　また，無駄な言葉かけはしないようにします。文脈を読むのが苦手な子に，文脈をわざと読ませるようなことはしないで，丁寧に目から入る情報を使って，情報をちゃんと伝える。そのことによって，余計な解釈をせずに，やるべきことに集中できるような環境をつくるということも重要です。

　それから，予定通りに進めるということが好きな人たちですので，予定通りに活動し，なるべく例外はつくらないということを保障することも，無駄な失敗を予防するための重要な考え方です。

　✦ Ｑさん：３歳の女の子

　ある３歳の女の子の例です。

　ある日，ベランダで栽培しているイチゴの青い実をＱさんが２個もいでしまったそうです。母親がそれを見つけて，叱ろうとしたのですが，そのときに，彼女は２個のイチゴの大きいほうを指して「オオキイ」，小さいほうを指して「チイサイ」

と言ったそうです。

　それまで彼女は大小の概念がわかっていませんでした。母親もそのことを少し心配していたので，大きい，小さいと，この子が自発的に言ったものですから，うれしくなってQさんを褒めました。

　褒めた後の母親がとった対応が見事でした。

　ここでは「大小を述べて褒められた場面」として学習させたわけです。本当はイチゴをもいではいけないよということも教えたかったのですが，そうしますと，褒められたのに叱られたということになってしまい，子どもにとってはこの場面がどういう場面だったのかがわからなくなってしまいます。むしろ，大きい，小さいを言ったら，褒められたという場面だったと理解してもらうと，以後大きい，小さいが学習できる可能性があるわけです。

　したがって，ここでは，イチゴをもいだことは注意せずに終わらせました。ただし，この子は自閉スペクトラムですので，場面がパターン化し，イチゴをもいできて，「オオキイ，チイサイ」と言ったら母親に褒められるというパターンを学習してしまう可能性があります。すると，次からイチゴを見ると，必ず2個もいできて，母親のところへ持っていって，「オオキイ，チイサイ」といって褒められようという行動が誘発される可能性が出てきます。

　そこで，この母親がとった対応というのは，それを予防するために，Qさんの目に触れることのないよう，イチゴをベラン

ダの死角に移動したのです。これによって，大きい，小さいが学べたという美しい思い出は残りつつも，次からの問題行動を予防しました。課題をひとつに絞った実に見事な対応だったと言えます。

✦ 社会参加可能性を測る目安

自閉スペクトラムの人に限りませんが，多くの子どもたちが大人になったときに，どれだけ社会にうまく参加できるかという社会参加可能性を測る目安として，私は「自律スキル」と「ソーシャルスキル」という2本の柱で考えています。

自律スキルというのは，自分にできることは意欲的にやるけれども，できないことは無理しない。こういう判断ができる力です。

ソーシャルスキルというのは，自分にできないと思ったことを誰かに相談する力と，人として最低限守るべきルールは守るという力です。

まとめると，一人でできないことをできないと判断し，他者に相談する力ということになります。これは成人期の社会適応にとって最低限必要なスキルです。社会人が上司に何かを言われたときに，自分ができもしない仕事を「できます」と言って安請け合いしてしまい，締切り直前になってやっぱりできませんでしたということになると，これは大問題になるわけです。

何かを言われたときに，それが自分にできそうか，できなさそうかということを判断する力というのは必須です。そして，

自分にはちょっと難しいなと思ったときに，誰かに相談をしながらそれを解決する力というのも非常に重要です。

　ですから，私はできるかできないかを自分で判断する力と，誰かに相談をする力というのがセットで身についているということが重要だと考えています。しかし，残念なことに，わが国の学校教育システムには，この習得を保障するようなカリキュラムがありません。それどころか，現在の学習指導要領によるカリキュラムでは，むしろこれが否定的に扱われています。

　学習指導要領は，すべての子どもが一斉に同じカリキュラムを学ぶということが前提になっています。もしもある子どもが，自分には今やっているカリキュラムはまだ荷が重いと判断したとしても，そのことを主張できません。どうしたらいいかと先生に相談しても，先生は頑張りなさいと言うだけです。

　その子にはまだ無理かもしれないから，その子の事情に合わせた別のカリキュラムを組もうというのは，よほどのことがなければ保障されないわけです。

　多くの子は，大人になる途中のプロセスの中で，できないことをできないと言ったら怒られる。自分のできないことを誰かに相談すると，一人で頑張りなさいと丸投げされる。したがって人は頼りにならない。このように学習しかねないような状況に置かれるわけです。

　一般の人の場合には，それを自力でいろいろな形で学びます。しかし，自閉スペクトラムの子は，そういったことを丁寧に教えていかないと，自力で学ぶということが難しいのです。

私は，自閉スペクトラムの子の支援においては，幼児期早期から，できないことをできないと判断する力と，人に相談する力を，丁寧に教えていくことが重要になってくると考えています。

✦ 自律スキルとソーシャルスキルの両立の鍵は「合意」

　では，そのような自律スキルとソーシャルスキルを両立して教えていくには何が必要なのでしょうか。私はその鍵になるのは「合意」という考え方だと思っています。

✦ 構造化は合意のはじまり

　合意を教えていくときに重要になってくるのが，構造化という手法です。構造化というのは，その場における人間関係や社会的状況を，相手の人に目で見てわかるような形で示すことです。

　大人から子どもにそれを示すことによって，大人は子どもに何かを提案するということになります。子どもはそれを見て，よく理解をしたうえで，自分で判断をして，それをやるかどうかを決めるわけです。そして，やると決めたらやる。これは決して大人が命令して子どもに無理やりさせるものではありませんし，子どもが勝手に自分でやりたいと言ってやることではありません。大人の側からのリーダーシップで提案をして，子どもがそれを見て自分で判断をしてやるという関係になります。

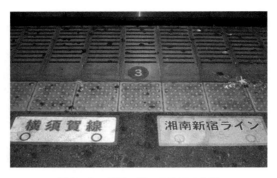

図7-2　足元にドアの位置の表示

✦ 幼児期や中〜重度知的障害を伴う場合

　幼児期の子どもや，中等度から重度の知的障害を伴う子ども
に関しては，言葉が十分に使えませんので，目で見える形の構
造化というのが極めて重要になってきます。

　これを，「視覚的構造化」といいます。

✦ 街で見かける視覚的構造化の例

　視覚的構造化は，一般の社会の中でもよく見られます。

　図7-2のように駅のホームの上に，乗車位置を示した表示が
よく見られます。これは電車のドアがこのあたりに止まります
よという駅からの提示です。それに対して，乗客はそれならこ
こに立っておこうという自発的な判断をして並ぶ。ここに合意
の関係が成立するわけです。

　視覚的構造化は，はっきり言葉を交わさなくても，瞬時に判

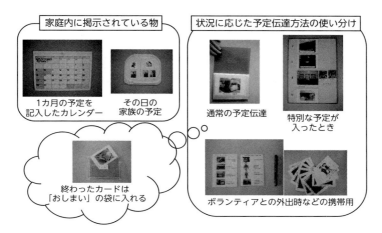

図7-3　家庭での取り組みの例（知的障害を伴う場合）

断して，合意が形成されるようなツールになります。

　こうしたことを自閉スペクトラム症の子にわかりやすいように工夫をしていくというのが，幼児期から学童期にかけての重要なテーマになってきます。

　図7-3はあるお子さんの親が実践された家庭での取り組みの例です。この子は知的障害を伴っていますので，難しい文字を使わずに写真や簡単な数字やひらがなを使って，スケジュールや，これから行く場所を示しています。また，何かをやるときに，終わったときにはその終わったカードを入れる場所をつくってあげる。こういった工夫をすることによって，自閉スペクトラム症の子が見通しを持って，自分で判断をして活動ができる保

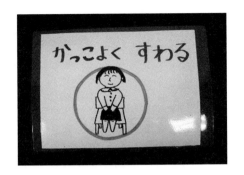

図7-4　社会的ルール

障をしてあげるわけです。

　これが視覚的構造化ということになります。

✦ 軽度知的障害〜高機能例の学童期

　それから遅れが軽い子，もしくは高機能例の子で学童期に
なってくると，文字による社会性とマナーの構造化が可能に
なってきます。

　その場合，スケジュールなどを示すだけではなくて，社会の
ルールを文字にして示しておくことができます。

　ある時間の授業中は，「かっこよくすわる」ということを文
字に示して，前の黒板にでも貼っておきます（図7-4）。子ども
はそれを見て，かっこよく座ると褒められるのだなということ
がわかって，自主的にやろうとします。

　ただし，自閉スペクトラム症の子は，目に見えないものを察

するのが苦手です。気をつけなければいけないのは，こういう
ルールを見せているときはやりますが，見せなくなるとやらな
くなります。

　かといって，すべての時間に，あらゆるルールを全部書き，
それを示すというのでは，子どもはどれを守ればいいのかわか
らなくなってしまいます。特に小学生の低学年くらいまでの間
は，その時間に絶対守ってほしいルールに絞ってひとつふたつ
を提案して，練習をしていけば十分です。

　ある時間に，このような標語を貼って，かっこよく座るとい
うのがテーマだよと言っても，そのときは守りますが，次の時
間に別のテーマに変わってしまうと，立ち上がってしまったり
する子が出てくることがあります。しかし，そのことをあえて
叱る必要はありません。

◆ 成人期こそ，視覚的構造化が最も必要

　こうした視覚的構造化は，大きくなればなるほどより重要に
なってきます。成人期こそ視覚的構造化が必要です。

　今の社会人の多くは，スケジュール管理を手帳やスマート
フォンで行っていると思います。これはまさに視覚的構造化で
す。

　会議の議題は，ホワイトボードに書いたり，議案を配ったり
します。会場設営も，みんなが座りやすいように，はじめに机
の設定，イスの設定をするわけです。何か忘れないように，備
忘録を作ったりもします。契約の際には，口約束ではなく，必

ず契約書を作ります。大事なメッセージは伝言します。

　このように，大人の世界というのは，視覚的構造化に満ち溢れているわけです。自閉スペクトラム症の子どもたちも，大人になるにしたがって，こういった自己管理を視覚的構造化しながら，自分でできるようになるということがテーマになってきます。

✦ 自閉スペクトラムの人にとって自律とは？

　自閉スペクトラムの人たちにとって，本当の自律とは何かというと，円滑に社会生活が送れるように，自分の行動を自分で構造化する工夫ができることではないかと思います。

　しかし，視覚的構造化ということをあまりに強調しすぎると，自閉症の人にとって，人との関係はどうでもいいのかという話になります。決してそんなことはありません。文字を使って教えるということは大事ですが，文字を使って教えながら，その背景にある人間関係にも意識を向けさせるということは十分に可能だと思います。

✦ 家庭：それは最小単位の社会

　そのためにはどうすればいいでしょうか。そこには家庭が重要な役割を担います。家庭というのは最小単位の社会なわけです。その中で，親が常日頃から子どもに何らかの役割を意欲的に担える雰囲気をつくる。そして，親が見本を見せながら，子どもがそれをやると，きちんと褒める。そういった活動を丁寧

にやっていく必要があります。

　大事な情報は視覚的構造化で伝えていきますが，その視覚的構造化を通じてやったことに対して，周りから褒められるという環境が保障されていると，信頼関係が十分に育っていきます。逆に，何をやっても褒められない。いたずらをしたときだけ叱られる。そのようなネガティブなフィードバックばかりがあるような雰囲気では，子どもはむしろ人を避けるようになってしまいます。

　ですから，大事な情報を視覚的構造化を通じてしっかり伝えながら，褒めていくという環境で人間関係を築いていく。こういった考え方が必要になってくると思います。

　✦ 幼稚園・保育所：それは同世代との集団生活のはじまり

　子どもが幼稚園や保育所に入ると，そこで初めて同世代との集団生活が始まります。ただし，自閉スペクトラムの子どもというのは，平均的な子どもとは興味の対象が違いますし，みんなと一緒というだけではうれしくないわけです。みんなが一緒なのは別に悪いわけではないのですが，それ以外に一人ひとりの子ども特有の楽しみというのが必要です。

　興味の対象が平均的な子どもとずれている子どもでは，みんなにとって楽しいことでも，その子には興味が持てず，参加の意欲がなくなってしまいます。逆に，他の子どもは興味がなくても，その子だけは興味が持てるという活動が，園のプログラムの中に入っていると，そのプログラムを楽しみにして，参加

することが可能になるかもしれません。

したがって，一人ひとりの子どもが何を楽しみにしているか，何をしたか，誰と遊んだか，どんな役割を担ったかというようなことを，後で振り返れるような生活設計を集団生活の中で行っていくことが大事になります。

先生がやったこと，言ったことというのが，子どもにとってわかりやすいのか，子どもにとって興味が持てるのかということは，極めて重要になります。子どもにとって興味が持てる提案をしてくれる先生というのは，子どももとてもなつきます。そういったところで人間関係を学ぶことが可能になります。

◆ 褒めるときはメリハリをつけて

この時期の子どもは，褒めることがとても重要になりますが，ここで褒め方について少し注意をしておきたいと思います。

褒めるときはメリハリが必要です。子どもが褒められるとうれしいと思うことを，しっかり見極めて，それを褒めるということが重要です。大人というのは身勝手なもので，大人がやらせたいことを子どもが一生懸命頑張ってやったときにしか褒めない傾向があります。嫌な勉強を子どもが頑張ってやったときにはよく頑張ったねと言いますが，子どもが得意なゲームで何面クリアしたなんていうときには，ふん，という感じで，褒めなかったりするわけです。

子どもは，自分にとって価値の高いゲームができても褒めてくれず，嫌なことをしたときしか褒めない大人にはなつきませ

ん。そうではなく，子どもが褒めてほしいと思ったゲームをクリアしたときこそ，褒めてほしいと思います。逆に，子どもが褒められても何とも思わないようなところで，よく頑張ったねと，歯の浮くような褒め言葉を言われても，決してうれしくはないわけです。

　そこを見極めていく必要があります。

✦ 褒めることは一貫性が重要

　自閉スペクトラムの子どもは，場面に応じて態度が変わる人が苦手です。よく親がやるのが，面と向かって子どもに対しては褒めるくせに，他の人に「偉いね」と子どもが褒められても，「いや，たいしたことないですよ」などと言うことです。

　子どもから見ると，家では褒めるのだけれども，他の人には自分のことをたいしたことないと言う。一体お母さんは自分のことをどのように思っているのだろうと，いぶかしく思ってしまうわけです。ですから，特に自閉スペクトラムの子の親に注意して言っているのは，人の前だからといって，自分の子どものことをあまり謙遜しないで，褒めるときはちゃんと褒めてほしいということです。

✦ 自閉スペクトラムの幼児へのソーシャルスキルの教え方：やるべきこと，やってはいけないこと

　幼児期の自閉スペクトラムの子どもへのソーシャルスキルの教え方として，やるべきことと，やってはいけないことを整理

しておきます。

　先ほど述べたように，最低限守るべきルールを守ろうという意欲は育てる必要があります。子どもがわかる範囲でルールを教えていき，そのルールを守ったときにはきちんと褒めるということは必要です。ただし，一般の人がソーシャルスキルや社会性と言うときには，どちらかというとルールを守ることよりも，他の人に協調することが大事だと考えます。人に合わせるということをもっと教えたいという人が多いのです。しかし，自閉スペクトラムの子があまり早い時期から人に合わせることを学ぶと，実はちょっと危険です。

　自分をしっかり主張できないのに，人に合わせることを先に覚えてしまうと，何でも人の言うことを聞かないといけないと強く思いすぎてしまいます。そのために，自己主張がうまくできなくなります。また，ストレスを溜め込むようになってしまうので，将来の二次障害のリスクになりやすいのです。

　ですから，幼児期に大人の命令に従うことや，みんなと同じことをさせようとするのは，必ずしも自閉スペクトラムの子にとっては課題になりません。むしろ，ここは放っておいてもいいかもしれません。

◆ 駄々っ子に耳を傾けて

　自分ができないことを人に相談するということを学ぶ必要があると言いましたが，これを幼児期に教えるに際してよいきっかけとなるのが，駄々っ子の状態です。何かをやりたくない。

もしくは，やろうとしたけど，うまくいかなくて困っている。そういったときに，子どもは泣きわめいて，駄々をこねるわけです。駄々をこねられると，大人は困ります。どうやって，この駄々をこねている状態をやめさせようかと考えます。しかし，これはやめさせることではなくて，この子は今何かの理由で困っている，助けを求めているのだというふうに考える必要があります。

　駄々っ子の状態というのは，大人の世界で言うところのホウ（報告）・レン（連絡）・ソウ（相談）を教える良いチャンスなのです。何に困っていて，この子は今駄々をこねているのか。しっかり分析をして，大人が少し協力をしてあげることによって，本人が困っている状態が改善すれば，こうやって人に助けを求めれば，人は協力してくれて事態がうまく解決するのだということが学べるわけです。

　ただし，そのときに，泣きわめけばいいと教えるというのは，確かにどうかと思います。そこで，たとえば「人を呼んで，ちょっと手伝ってくださいと頼めばいいんだよ」とか，「人の名前を呼べば，人が来てくれて，手伝ってくれるんだよ」ということを教える。そうすれば，泣かずに，誰かを呼んで手伝ってもらうことを身につけることができるわけです。

　ですから，駄々っ子の状態というのは，むしろホウレンソウを教える原点だと理解できると思います。

✦「おしっこ」に耳を傾けて

　駄々っ子の次はおしっこです。「おしっこ」という訴えは，2,3歳の子どもではよく見られます。これもホウ（報告）・レン（連絡）・ソウ（相談）の原点です。

　ある程度トイレが自立してきますと，親はトイレくらい黙って一人で行ってほしいと思うようになります。しかし，自閉スペクトラムの子の場合，トイレに行きたいときに，トイレに行ってきますとか，トイレに行きたいから連れて行ってくださいというのは重要な連絡もしくは相談行動なのです。

　ここで，一人で勝手に行きなさいということを教えていると，何かやりたいときには誰にも言わずに一人でやればいいんだなということを先に学んでしまいます。

　能力としてできるからといって，誰にも伝えずにそれをやってしまうというのは社会人としてはちょっと危険です。たとえば，仕事で出張が決まった場合，能力的にはどこにでも一人で行けるからといって，家族に何も言わずに3日間の出張に行ってしまったら，捜索願が出されるような問題になってしまいます。

　出張だったら，「明日から3日間出張だよ」ということを家族に伝えてから行くのが，社会人としての最低限のルールです。そういったことを教える原点が，おしっこに行きたくなったときに，「おしっこ」と親に言ってから行くといった習慣なのだと思うのです。

　ですから，何かを始めるときに，誰かに断ってから行く。逆

に，終わったときには，終わりましたと誰かに報告するという習慣を小さいときから身につけるということは，極めて重要なことだと思います。

✦ 自律を育てるために

　自律を育てるための鍵として，私が強調したいのは，家庭内での役割です。幼児期の子どもは，大人の真似をすることをとても好みます。親が何か家事をしていると，時々寄ってきて一緒にやりたいと言います。そういったときに，邪魔だからあっちに行っていなさいというのではなくて，じゃあこれを一緒にやってみようということで，大人の手伝いをさせる。そういうことを小さい頃からやっていると，それらを通じてコミュニケーションが生まれますし，それらを通じて褒められやすくなります。加えて，いろいろな社会的な力が根づいてきます。

✦ 意欲を育てるコツ

　そういった子どもの意欲を育てるために必要なことは，一人ひとりの子ども特有の興味のツボを押さえることです。
　自閉スペクトラム症の子は興味が偏りますので，興味を持っていることはものすごく意欲的にやります。したがって，その子が興味を持っていることをうまく活用して，家庭内の役割を分担してもらったり，いろいろな力を身につけてもらったりすればいいわけです。
　子どもが興味を示さないことに何とか興味を持たせようとし

たり，苦手なことをことさらに頑張らせようとしたりする親を多く見かけます。しかし，物心がつく前の幼児期から学童期にかけては，むしろ本人が一番興味を持っていることをうまく活用して，いろいろな力を身につけていくほうが合理的だと思います。

◆ バーチャルづくしの生活に，未来はない

　ただし，気をつけなくてはいけないのが，近年問題になっているインターネット系の遊び，もしくはゲームです。

　こういったバーチャルなものというのは，大人になったときに趣味としては活かせるかもしれませんが，実用的な力にはつながりにくいものです。

　近年話題になっているひきこもりの子どもたちの場合には，家でゲーム三昧になってしまい，社会に出ていくモチベーションをなかなか持てないのです。

　何とかバーチャルではないことに関心を持てるような状態をつくっていくことが大切です。ここで問題になってくるのが学校の勉強です。小学生くらいまでの勉強というのは，大人になってもある程度使えます。しかし，中学生以上になってくると，どんどん学習内容の抽象度が上がってきます。そうすると，学校で学んだことが必ずしも大人になって活かされないわけです。ほとんどの人は，日常生活の中で買い物をするときに，いちいち二次方程式をつくって解を求めたりはしません。つまり，中学以降の勉強というのは，ほとんどは大人の世界では使われ

ないものなのです。

　しかし，勉強にかける時間というのはものすごく多いのです。自閉スペクトラム症の子はゲームを好きになることが多いので，ゲームをたくさんやってしまいます。親としては何とか学校の勉強についていかせたいので，勉強をやりなさいという話になります。そうすると，教科学習をやるか，ゲームをやるかという日々になってしまいます。

　これは，実は両方ともバーチャルなものです。バーチャルづくしの生活になってしまい，現実生活とかけ離れてしまいます。そこで学校がつまらなくなってしまうと，現実生活で生きているよりは，ゲームの世界のほうがよっぽど面白いという話になってしまうわけです。

✦ ゲームにはまりやすい子どもに対する方針

　ゲームにはまりやすい子どもに対する方針としては，私は個人的には，なるべく小さい時期から，ゲーム以外にも楽しいことがいっぱいあるということを示し，ゲーム以外の趣味をたくさん確保しておくということが必要なのではないかと思っています。

　しかし，どうしてもゲームが大好きになってしまう子もいます。そういった場合に，親はゲームにはまってしまうと勉強の時間が減るからということで，ゲームをやってもいいから，その代わりこれだけ勉強をしなさいといって，取引条件にゲームを使うことがあります。これをやってしまうと，まさにバーチャ

ル漬けになってしまいます。

　むしろ，ゲーム以外の趣味をなるべく保障する。ゲームをやって，ゲーム以外の趣味をやると，結果として教科学習する時間は減ってしまいます。しかし，これは仕方がありません。どうせ中学以降の勉強というのは，ほとんど役に立ちませんので，はっきり言うと捨ててしまってもかまわないのです。

　ゲームにはまった子の場合には，ゲームとゲーム以外の趣味とで生活を設計していく。そして，残った時間があれば，その時間を使ってちょっと勉強する。それくらいの生活設計で全然問題ありません。

◆ 思春期以後は，「試行錯誤する本人，それを支える家族」

　次は，思春期以後の話に移ります。

　思春期を越えてきますと，だんだん自我が強くなってきます。思春期よりも前の時期というのは，どちらかというと，大人がリーダーシップをとって提案して，子どもがそれを見て自分で判断して選んでやっていく。それに対して，思春期を越えてきますと，子ども本人にだんだん自分でいろいろやってみたいという気持ちが芽生えてきます。そして，周りが反対しても何でもとにかく自分でやりたいことをやりたいという気持ちが強くなってきます。

　ここから先は，むしろ本人の試行錯誤を重視すべきです。家族はそれを黒子のような形で支えていきます。

　思春期よりも前は親がリーダーシップをとってきたわけです

140

から，そこから黒子に回るというのは親にとってかなりな立場
の変換になります。

✦ 思春期以降の支援方針

　私はこの方針を，「支援つき試行錯誤」と，名づけています。
　試行錯誤をするのは本人ですが，一人で試行錯誤だけをやっ
ていると，あっちこっちで失敗してしまって，それで挫折をし，
落ち込んでしまいます。
　ですから，試行錯誤は保障するのだけれども，あまりにも大
失敗をして本人が挫折感にさいなまれてしまわないで済むよう
に，本人が気づかないような形で周りはお膳立てをしておくの
がよいでしょう。

✦ 試行錯誤とは？

　試行錯誤は，英語で言うと，trial & error です。エラーとい
う言葉があるように，失敗する可能性があることを前提にして
試してみるということが試行錯誤になります。
　この時期の失敗は，自分からやりたいと思ってやったことに
関しては納得ができるものです。

✦ どっちの後悔のほうがつらい？

　子どもとの会話で，「こんなことをやると絶対後悔するから，
つべこべ言わずに親の言うことを聞け」という親がいます。子
どもの立場になったとき，あとで失敗したときに，「あのとき，

自分の考えた通りにやっておけばよかったのに，誰かの言うことを聞いて，別のやり方をして失敗した」という後悔と，「あのとき，先生の助言を聞いておけばよかったのに自分のやり方でやって失敗した」という後悔と，どっちの後悔のほうがつらいでしょうか。

　自分の考えの通りにやらなかったことの後悔のほうがつらいものです。あのとき，先生の助言を聞いておけばよかったという後悔もないとは言えません。しかし，あったとしてもそれほど大きなダメージにはなりません。反対に，自分の考えていた通りにやらなかったことで失敗したときは，あのとき自分の考えた通りにやればもっとうまくいったかもしれないという思いがなかなか消えません。助言者が逆恨みされることすらあります。

✦ 試行錯誤の良否は，失敗したときにわかる

　試行錯誤のやり方が良かったかどうかというのは，失敗したときにわかります。良い試行錯誤をした場合というのは，自分で納得して試したのだから仕方ないということで，サバサバと諦められます。そして，また別の目標を立てればいいということで切り替えられます。それから，人に相談しようという意欲も残ります。

　ところが，良くない試行錯誤をして失敗したときというのは，そもそも人に勧められてやっていますので，失敗したときにその勧めた人に叱られてしまうのではないか，もしくは失敗した

のはあいつのせいだということで，責任転嫁をしてしまったり
することがあります。また，もう希望は何もないということで
絶望してしまったり，人になまじ相談をしてしまったから失敗
したのであって，もうこれからは自分一人でやっていこうと，
人を頼れなくなったりします。

　ですから，試行錯誤では，あくまで本人の決定を重視すると
いうことが必要だと私は思います。

✦ 気をつけたいパターン

　一部の親に見られる，気をつけたいパターンがあります。

　「お母さんはこれがいいと思うけど，あなたはどう？」と子
どもに聞き，本人が「わかった。それでいい」ということで，
しばらくやってみるということがあります。その後，本人から
あのやり方は「やっぱりしんどいからやめたい」と言われたと
します。そのときに「自分でやるって言ったんだから，頑張り
なさい」と言ってしまう親がいます。

　これは最初の経過で言うと，親が勧めて，本人がじゃあいい
よと始めたものです。本人が自分からやりたいと思ったかどう
かが，はっきりしていません。にもかかわらず，ここで「自分
でやるって言ったんだから，頑張りなさい」と言われると，い
やもともと自分でやるなんて誰も言っていないという反発が出
てきます。これは親子の間でしばしば起こりがちですので，注
意が必要です。

✦ 試行錯誤：定期的に方針の見直しを

　試行錯誤はあくまで失敗が前提となりますので，定期的に方針の見直しが必要になります。方針の候補は必ずふたつ以上考えておく必要があります。しかし，本人はどうしてもひとつのことにとらわれやすいので，複数の選択肢を常に考えながら，そのうちのひとつを選んでいるのだという意識は持ちづらいことが多いと言えます。ですから，周りの人たちが，今はこのやり方でやっているけれども，別のやり方もあるということを常に念頭において準備をしておく必要があります。

　また，いったんはやり始めたけれども，本人が何らかの形で，もうそのやり方ではない別のやり方に変えたいと思う瞬間が来ることがあります。そのときのために，本人から出されるSOSのサインに周りは敏感になっておく必要があります。定期的に話し合いをしながら，前はこういう方針でいったけれども，その方針のままでいいのかということを確認します。もしそこで少し方針の変更が必要そうだとなったときには，的確に方針転換をしていくということが大切になります。

　その際，もし失敗があったとして，それをやりたいと言ったのが本人だったとしても，絶対に本人を責めてはいけません。これはあくまで必要なプロセスだったと認識すべきです。

✦ 親の「子離れ」と「黒子への転身」

　親が黒子になるということは重要です。たとえば，子どもが「アニメが好きだから，将来は声優になりたい」と言ったら，

144

どうしますか？　親はそうではなくて，普通の企業に勤めて事務の仕事でもやってほしいと思っている。そこで，アニメの仕事なんてそうたくさんはないし，声優なんか無理だからやめなさいと言ってしまいがちです。しかし，そうではなくて，希望があるのであれば，いったんはその夢を尊重してあげるということが必要です。

　子どもが自分で一度はそう言っても，その希望がいつまでも続くという保障はありません。何カ月かすると，希望が変わることがあります。本当に声優になりたいと思って，声優になるための学校を調べたりしても，どこかのプロセスでやはり別の道に進もうと気持ちが変わることはしょっちゅうあります。ですから，子どもがどういう認識でいるのかということを把握し，親が余計な言葉をはさむのではなくて，その気持ちを重視してやるということが，思春期には必要になってくるかと思います。

✦ 成人期の社会適応を予測する因子

　成人期の社会適応を予測する因子として，私はいくつか考えていることがあります。その中でも特に重要なのが，複数の活動拠点があるということです。参加している場所が，学校だけではなくて，趣味の活動や，学校以外の生活の場があるかどうかが非常に重要になってきます。

　また，自分にできることをちゃんとやろうという意欲が成人期にも保たれているかどうかということも大切です。家庭内で

役割を担おうとする意欲があるかどうか。ゲーム以外の趣味を持っているかどうか。困ったことを相談できる相手がいるかどうか。こういったことが成人期になるまでのどこかの段階で達成されているかどうかということが，その後の彼らの人生を大きく左右していくのではないかと思います。

第 **8** 章

こだわりへの対応

・・・・・・・・・・・・・・・・・・・・・・・・・・・・・・・・・・・

✦ 対応すべきこだわり

　次に，こだわりの問題を考えていきたいと思います。

　自閉スペクトラムの人のこだわりは，成人期になっても決してなくなりません。そのエネルギーは保たれます。

　そうしますと，こだわりにどううまく周りや本人が対応していくかということが，その人の生活を大きく左右します。

　一般に，対応すべきこだわりとしては，

- 誰かの命にかかわる
- 重大な犯罪行為である
- 誰かが怪我をする
- 重大とまでは言えないが，犯罪行為である
- 他人に多大な迷惑がかかる

などが挙げられます。これは，上から順にだんだん軽くなっていきます。やはりこれらはないに越したことはありませし，こういったこだわりは何らかの形で止めなければいけません。

✦ 放っておいてよいこだわり
　逆に放っておいていいこだわりもあります。

- 安全である
- 誰の迷惑にもならない

　こういったこだわりです。たとえば，くるくる回るような行動や，手をパンパン叩くような行動というのは，見ていてちょっと不快だからというだけの理由でやめなさいと言う人がいます。しかし，よく考えると，そういうことをやっていても，誰の迷惑にもならないのであれば別にかまわないわけです。
　すべてのこだわりをなくそうというわけにはいきません。ですから，どんなこだわりは残しておいてよいかということを考えておく必要があります。

✦ こだわりへの対応：ドラマチック編
　どうしてもやめさせたいこだわりがあるときのやめさせ方があります。本人がやろうとするのを，絶対やってはいけませんと言って，喧嘩してでもなんでも，とにかく全面対決をするというやり方です。

実は，全面対決をして，絶対に許さないという構えを徹底していると，2週間ほど経つと，ドラマチックに本人が諦めるということがあります。ですから，一部の施設などでは，そのような対応がとられることが時々あります。

　しかし，これは相当な労力を要しますので，家庭で実践するのはなかなか難しいと言えます。

✦ こだわりへの対応：賢明編

　一方，前章で紹介した対応にもあったように，こだわっているものでも，目に触れなければこだわらないので，隠してしまうというやり方があります。これが一番賢明なやり方です。こだわりとしては残っていますが，見えなければこだわりませんので，生活の中で実践しやすい方法です。

✦ こだわりへの対応：無難編

　さらに，無難な考え方としては，放っておくというやり方もあります。人の迷惑にならないようなこだわりというのは，思う存分やると，実は飽きることがあるのです。

✦ こだわりに関する「マーフィーの法則」

　一昔前に，「マーフィーの法則」というのが流行りました。私はこだわりに関する「マーフィーの法則」があると思っています。それは，家族や支援者が「いやだな」と思うこだわりに限って定着する，ということです。絶対にやめさせたいこだわ

りというのは，否が応でも対応しますので，やらなくなります。それから，やっていてもらって全くかまわないこだわりは放置されます。放置されると，そのうち飽きてくるのでやめるわけです。一方，やろうとしたときに時々禁止される。けれど，ときにはうまくいくというようなこだわりが，一番本人にとっては興味が持続してしまい，定着してしまう可能性があります。

　親にとっては，嫌だけれども対応が難しいというこだわりに限って定着します。たとえば，外に出てスーパーに行ったときに，どうしても自分の好きなものを買いたがる子どもがいるとします。絶対に買わせないという方針を最初から徹底していると，子どもは諦めますが，最初のうちは，子どもが泣いてしまうと，親も買い与えてしまったりします。そのときに，「今日だけは買ってあげるけれども，次からはダメだからね」と言います。しかし，子どもはそういうことを学習できません。次も買ってもらえるかもしれないと思ってしまうわけです。それで定着します。

　つまり，うまくいくかもしれないけれども，ダメかもしれないという不確定要素が残っているようなものというのは，定着しやすいのです。

　逆にこだわりが軽減するのは，飽きたときや諦めたときです。飽きもせず，諦めもしない事態というのが一番定着すると理解しておくといいと思います。

◆ こだわりは，本来「価値中立的」

こだわりというのは，本来「価値中立的」です。子どもの話で「こだわりがある子」というと，なぜか自閉スペクトラムの話でよく出てきます。

しかし，大人の世界であの人はこだわりがあるといったときには，通常は褒め言葉です。たとえば，「こだわりがあるラーメン屋」というのは，あのラーメン屋のおやじは自閉症という意味ではありません。むしろ，いいラーメンを作るかもしれない職人気質の人という意味になります。

ですから，こだわりというのは，そういう褒め言葉として使えるようになっていくことが重要なのです。

◆「こだわり保存の法則」に活路あり！

「こだわり保存の法則」ということを言いましたが，残したいこだわりが増えると，その分だけ困ったこだわりは減ります。逆に，何か困ったこだわりがあって，必死でやめさせるということをやっていると，その嫌なこだわりは減りますが，別のこだわりが出てくることがあります。

ですから，残したいこだわりを増やしていくようにするのです。たとえば，朝起きたら，絶対顔を洗いたくなってしまうこだわりというのがあったとすると，それはむしろ良い生活習慣になります。

それから，鉄道にものすごく興味がある場合には，鉄道を良い趣味としてどんどん広げていくことによって，そちらに向く

エネルギーの分，他の変なこだわりが減るということがあり得るわけです。

したがって，このこだわりは使えるな，このこだわりは役に立つなと思うようなことを，率先して増やしていくことが有用となるのです。

✦ こだわりの活用例

家族がどうしてもその子にかまえないときには，大好きなことに一人で没頭してもらえばいいのです。

たとえば，ゲーム好きな子どもの場合，家族が誰もかまってあげられないのに，「一人で勉強しててね」と言っても，なかなか勉強してはくれません。そういうときは，一人でゲームをやっていてもらうのです。ゲームに没頭するのは，他の人に迷惑がかからないという意味では，活用できるこだわりです。

✦ 興味の特徴への配慮

一般的に自閉スペクトラムの子は興味が偏りますので，興味のあることをうまく活用して関係をつくっていくということが重要になってきます。

✦ パニックへの対応

興味の偏りやこだわりに関連してよく見られるのは，パニックです。パニックへの対応は，とにかく予防が一番です。パニックが起こってしまったら，パニックをなだめる方法というのは

なかなか難しいので，何もしないで治まるのを待つしかありません。

✦ パニック：はじめの数回は……

パニックというのは，予想外の事態が急激に生じて起こることが多いと言えます。初めの数回というのは，予想外の事態が急激に起こっても，予想外の事態が収まると，「喉元過ぎれば熱さ忘れる」という言葉がピッタリくるように，元に戻ります。

✦ パニック：繰り返すうちに……

ところが一部のパニックは，繰り返し起こって定着するようになります。なぜか特定の場面になると，同じパニックを必ず起こす。一部の人には，他の人の様子を窺いながらパニックを起こすというような現象が出てくることがあります。

そういった場合，特定の対応をしてもらえるまでは終わりません。これは自分の要求を通すということです。これがだんだんエスカレートしていきます。

✦ 学習効果でパニックは悪化する！

パニックは学習効果で悪化します（図 8-1）。何かをやろうとするときに，そのことを大人に止められたとします。止められたときに，初めは予想外のことということで，パニックを起こします。そのときに，相手が今日はしようがないということで，許してあげたとします。大人の側は，今日は許してやるけれど

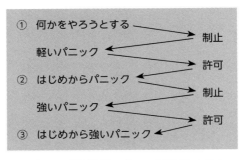

① 何かをやろうとする ──→ 制止

軽いパニック ←──

──→ 許可

② はじめからパニック ←──

──→ 制止

強いパニック ←──

──→ 許可

③ はじめから強いパニック ←──

図8-1　学習効果でパニックは悪化する！

も，次からはダメだというつもりで許します。しかし，これで
はパニックを起こすと許されるんだという学習を本人がしてし
まう可能性があります。

　そうすると，次に同じ場面に遭遇したときには，パニックを
起こしたら許してもらえるかもしれないと思い，最初からパ
ニックを起こします。そこで，最初のうちはダメだと言っても，
ちょっと強いパニックになってくると，仕方ないので今日も許
してやるよとなります。すると，パニックを強く起こすと許し
てもらえやすくなるのだということを学習してしまいます。結
局，次からもっと強いパニックから始めることになります。こ
うしてどんどんエスカレートしていくのです。

　何かパニックを起こしたことによって，利益が生じてしまう
と，次からそのパニックが固定してしまう恐れがあります。で
すから，パニックに対しては，パニックを起こしたからといっ
てメリットがあるわけではないということを学習してもらう必

154

要があります。

✦ パニックが増える要因

パニックが増える要因として，いくつかのことが考えられます。

- ストレスが増えた
- パニックを起こすのが最も問題解決しやすい
- 適切な形でかまってもらえていない

こういった場合には，それまでに比べ，パニックが増えてきたと感じられることがあります。

もともとパニックがある子でも，時期によってパニックが起こりやすくなってきた場合にはこういった生活の中に何らかのストレスが起こっていないか，多くの人から放置されていて，なかなか見てもらえていないという事態が起こっていないか，そういうことを，注意して検討してみる必要があります。

第9章

早期発見と家族の支援

✦ 早期発見の意義とリスク

　自閉スペクトラム症は，何といっても早期発見が極めて大切です。その意義としては，家族に適切な目標設定ができれば，本人のメンタルヘルスを守りつつ，社会参加を促せるということが挙げられます。それによって，家族のメンタルヘルスも守れることになります。

　一方，リスクとしては，家族が早くに子どもの問題に気づくことによって，もし過剰な訓練を助長するようなことがあると，本人に二次的な精神的変調を誘発する恐れがあります。また，それによって，家族のメンタルヘルス自身も悪化する恐れがあります。

　したがって，早期発見をするときには，どのような方針で早期発見を行って，家族に支援をしていくかという方向づけが非常に重要になってきます。

✦ 早期発見・早期支援の意義

最も重要かつ不可欠な意義は，保護者支援です。自分の子どもの発達に何らかの異常があるということがわかったときに，通常の子育てをするのではなく，発達に特有の問題がある子どもに沿った，特有の育て方をするんだという考え方に切り替えていく必要があります。

それぞれの家族は，子どもが生まれたらこんなふうに育てたいというイメージを持って子育てにあたります。ところが，発達の異常があるということで，そのもともと持っていた考え方をコペルニクス的に転換しないといけないかもしれないわけです。さらに，そういったことで，親は慢性的にストレスを受けるわけですから，ストレスに対する対応も必要になってくることがあります。

したがって，発達障害全般に早期発見・早期支援をするときには，子どもの問題だけではなく，むしろ親の問題，大人の問題として考えていく必要があります。そこでは，児童思春期だけでなく，成人期の精神医学や臨床心理学の知識と技術も必要になってきます。

子どもの療育と保護者支援を両輪として保障する支援体制が求められているのです。

✦ 1歳半健診を起点とした育児支援活動の例（横浜市の場合）

通常，自閉スペクトラム症の早期発見は，1歳半健診を起点

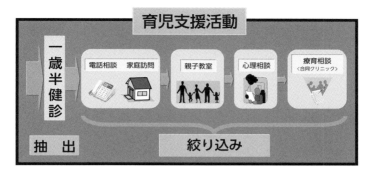

図9-1 1歳半健診を起点とした育児支援活動の例（横浜市の場合）

として行われます。

　図9-1は横浜市の例です。1歳半健診で何らかの異常が指摘された子どもについては，その後に電話相談や家庭訪問，場合によっては保健所で実施されている親子遊びを中心とした親子教室に通っていただき，フォローアップしながら，個別の心理相談を入れて，アセスメントを加えていくことになります。そして，そこで発達障害が疑われる子に対しては，専門機関に紹介するというシステムがとられています。

　その中で，どうしても子どもの判断が難しい場合，もしくは親の気持ちの整理が難しい場合には，保健所に専門家が定期的に巡回してきて，そこで合同クリニックを開くというようなことも行われています。

　健診といっても，1歳半健診の1回だけで早期発見することは難しいのが通常です。多くの場合は，1歳半健診で疑わしい

子どもを抽出して，その後フォローアップをしながら，絞り込むというやり方をとっています。私はこれを「抽出絞り込み法」と呼んでいます。わが国の多くの自治体では，このようなやり方で早期発見が行われています。

✦ 抽出・絞り込みは「育児支援活動」の一環で

　抽出と絞り込みというのは，単に障害を早期発見するという視点で行うのではなく，広く育児支援全般の活動の一環として行うべきです。

　「発達障害児支援」という立場から見れば，特定の障害に狭く限定せず，早い時期から介入できます。そのことによって，介入開始を早めることができます。

　それから，育児支援というテーマがあることによって，保護者支援も発達障害の早期介入の大きな柱のひとつとして位置づけることができます。

　一方，「地域ケア」という立場から見ますと，「育児支援ニーズ」というのは，発達障害以外にもたとえば虐待防止などもテーマになってきます。そういった広く設定されたテーマの中の主要因のひとつに発達障害があるのです。このように，発達障害以外のさまざまな育児支援もこの枠組みで可能になります。

　育児支援というのは，公的なケアの重要な柱です。その意味では，母子保健の活動の一環として行うことができます。今，わが国では自閉スペクトラム症をはじめとした発達障害の早期支援は，公的な事業の枠組みの中で行われることが多いと思い

ます。

✦ 自閉スペクトラム症の人は，学んだことを汎化させるのが難しい

　自閉スペクトラム症の人というのは，行動をパターン化させやすいので，ある場所で学んでも別の場所でそれを応用するということが難しい場合が多いと言えます。

　学んだことを汎化させるのが難しいと表現しますが，ある特殊な場所で何かを練習したとしても，日常生活の中でそれを上手に使えない。そうすると，家族に支援の仕方を学んでもらうことが重要になります。家族なら，生活のさまざまな場面で子どもと接することができます。家族が学んだことを汎化させて，実践することによって，子どもが生活のさまざまな場面でうまく生活できるような支援が可能になるわけです。

　家族支援をはじめ，親の自閉スペクトラム症への理解，接し方を学ぶという教育的なアプローチは，極めて重要になってきます。

✦ 親は，子育てに苦悩する存在でもある

　一方で，親は，子どもが自分の思い描いていたように育っていないということで，子育てに非常に苦悩しています。苦悩している状態の親に，ただ学びなさいといっても，負担が大きくなってきます。

　特に，苦悩の表れ方というのは，親の元来のパーソナリティ

を反映することがしばしばあります。多くの親は子どものことが心配だということで苦悩します。しかし，親自身にも自閉スペクトラムの特性がある場合には，親が描いていた子育ての予定と違うことが起こるということで，イライラするという人がいます。子どものことが心配になるというよりは，予定が狂って，ちょっとイライラするという状態の親もいるのです。

　それから，自己愛的なパーソナリティの特性の強い親の場合には，どちらかというと，良い子を育てて，自分が良い親として認められたいという気持ちが強くあります。そのような場合に，子どもに何らかの障害が疑われると，子どもの障害の問題として見るよりは，うまく育てられない問題のある親として見られたくないという気持ちが強く働いてしまうことがあります。その場合，子どものことを専門家に指摘されたときに，子どもの問題を心配して指摘をしてくれたのだと見るよりは，むしろ親の問題を指摘されて責められているというふうにとらえることがありますので，配慮が必要になってきます。

　また，親に統合失調症のような病態がある場合には，理屈で子どもの問題を説明しても，なかなか親の中で考えがまとまらず，うまく整理がつかないことがあります。そのような場合，かえって混乱をしてしまいますので，これも配慮が必要になります。

　◆ 親のジレンマ
　親というのは，子どもに対し治療的に関与することが要求さ

れるという意味での教育の対象であると同時に，子どもの障害
によって苦悩をしているということでの治療の対象でもあると
いうことが言えると思います。

　そこでは，育てる力を強化することと，癒し・慰め・励まし
の場を保障するということが必要になってきます。

✦ 親の心理：気づきの時期

　子どもに何らかの問題があるという気づきの時期における親
の心理は，非常に複雑です。

　慢性的なストレスの状態に置かれていて，先の見通しがない
まま，「いま，ここで」少しでも子どもを普通に近づけようと
焦ってしまうわけです。そういった場合，子どもの好きなこと
や得意なことよりも，どうしても嫌いなことや苦手なことに目
が向いてしまいがちです。

　そうすると，普通の発達のパターンに近づけるための努力を
してしまいます。自閉スペクトラムの子どもとの関係では，前
章で述べたように「合意」ということが大事なのですが，それ
よりは，大人の言うことに従わせたい。なるべくみんなの意向
に合わせた行動をとってもらいたいと考えがちです。そのよう
な気持ちが強いと，親としては「子どものため」と思って頑張っ
てしまい，結果としてはかえって二次障害のリスクを高めてし
まうということがあります。

✦ 家族支援のスタートは，早いほどよい

このような状態を回避して，適切な方向に子どもや親の目を向けていくためにも，家族支援のスタートは早ければ早いほどいいと思います。

子どもにとっては，二次障害予防の確率が高まりますし，家族にとっては，ストレスを最小限にとどめることができます。

✦ 家族支援のスタート

家族支援のスタートでは，それまで親が描いていた育児観から，発達障害のある子どもを育てるという新たな視点へのコペルニクス的な転回が求められます。そのためには，子どもの診断を伝えて，予後の見通しを持たせることが必要になってきます。

今は子どもの発達において何か気になるところがあっても，将来は普通になるということであれば，必ずしも発想のコペルニクス的転回は必要ないわけです。しかし，現在気になっている事態が，今後も持続する可能性があるということになりますと，やはり発想を変えていかないといけないわけです。そのもとになるのが診断です。

✦ 早期に診断告知された親

早期発見をしたときには，診断がつくのであれば，確実に親にそのことを伝える必要が出てきます。実際にわれわれの経験では，早期に診断を告知された親は，確かに告知された直後は

ショックですが，先の見通しを持って対応することができますので，徐々にストレスが軽減していきます。そして，自分の子どもの問題というのは，自分に非があるわけではないということがわかりますので，自信をもって他の親と対等な立場で子育てについて語り合うことができるようになります。

✦ 通院していても告知されていない親

一方，何らかの形で支援につながっているにもかかわらず，告知されていない親が時々います。そういった人たちを見ていると，告知をされていないために，強いショックは受けていません。しかし，慢性的な不安も解消しません。他人に対してどこか引け目を感じていて，自分の育て方のどこかに問題があるからこうなっているのではないかという気持ちから抜けきれず，慢性的なストレスの状態にさらされています。これは何らかのストレス性障害のリスクが高まる状態と言えます。

✦ 医師に「大丈夫」と言われると

幼児期に，「子どもさんは，大丈夫ですよ」と，病院で言われてしまう場合があります。いったん医師に大丈夫と言われてしまうと，支援開始が遅れます。加えて，医師に大丈夫と言われているにもかかわらず，子どもの問題が持続する場合，やはり自分の育て方のせいなのかと，すべての問題を育て方のせいではないかと自問自答して，悩んでしまうことがあります。自分に自信がないので，専門家への相談意欲も低下します。

したがって，一回どこかで医師に「大丈夫」と言われてしまった発達障害の子は，その後の支援開始が遅れてしまうことが多く，そうすると親が何らかの精神障害を発症するリスクも高まるということが言えます。

✦ 家族への診断告知：伝えるべきこと

　では，家族にはどんなことを伝えればいいのでしょうか。診断名を伝えることが必ずしも診断を伝えるということにはなりません。診断名を伝えなくても大事なことを伝えればいいという場合もあります。

　では，その大事なことは何かというと，子どもには通常とは異なる苦手な領域があるということです。苦手な領域が，今後も（おそらくは一生）残る可能性が高いということ。これが最も大事です。一方で，最も支援の比重を置くのは，苦手な領域ではなく得意な領域を伸ばすということだと伝えます。このことをきちんと整理して話すということが重要です。

　通常，子どもに苦手なことがあるということを伝えたいと思うと，あれも苦手です，これも苦手ですと伝えがちになります。そうすると，親はどうしても子どもにとって苦手なことを克服するという方向に目が向いてしまいます。そうではなく，苦手なことがある子どもだからこそ，得意なことを伸ばす必要がある。ここをうまく伝えるのは，極めて難しい技術になってきます。

　逆に，このことが伝えられれば，診断名を伝えるか伝えない

<table>
<tr><td colspan="2">**家族への診断告知：伝えるべきこと**</td></tr>
</table>

1. 子どもに通常とは異なる苦手な領域がある
2. 苦手な領域が，今後も（おそらくは一生）残る可能性が高い
3. 最も支援の比重を置くのは，苦手な領域ではなく，得意な領域を伸ばすことである

かということは，むしろ二の次でもかまわないかもしれません。

　もちろん，このことを伝えると同時に，そういう状態が自閉スペクトラム症なんですよということを伝えるのがベストですが，それは順を追ってやっていってもいいかもしれません。

✦ 発達障害かもしれない，と思ったとき

　医療にかかる前の段階で，たとえば保健師や，日常通う幼稚園の先生，保育園の先生が，その子に何らかの発達障害があるかもしれないと思ったときには，そのことを保護者に伝える必要があります。

　わが国では，親よりも園の先生のほうが早く子どもの問題に気づくということがよくあります。そういったときには，気づいたことを伝えたほうが良い方向に進む可能性が高いのです。しかし，それを何の準備もなく親にぽんと伝えると，親が非常にショックを受けて，その後の反応の予想がつかなくなる場合があります。ですから，まずは親自身が自分の子どもの特徴にどれくらい気づいているのだろうかということを，しっかり評

価していく必要があります。

　それから，子どもの特徴に悩んでいるということを，親は素直に表に出せる人なのだろうかということについても評価が必要です。たとえば，先ほど述べたように，良い子を育てている親として見られたいという親の場合，子どものことで悩んでいるということは，なるべく表に出したくないものです。そういった場合に，子どもの問題をことさらに強調して指摘をしますと，親はむしろ警戒してしまうことがあります。

　また，日常生活の中で，親と園の先生方との信頼関係というのは，果たして形成されているのだろうかということも見ておく必要があります。信頼できていない園の先生から子どもの問題を指摘されると，かえって関係が悪くなってしまうということもしばしばあります。

　よく園の先生方から，親が子どもの問題点にまったく気づいていないから困るという相談を受けます。子どもには，こういった苦手なことがあるのに，子どもの良いところばかりを見て，困るというのです。けれども，子どもの良い面をポジティブに捉えているというのは，良い側面でもあるわけです。子どもの苦手なところばかりに注目して，そこをことさらに鍛えようとする親よりは，苦手なところがあまり見えていなくても，子どもの良いところを一生懸命褒めている親のほうが，子どもにとってはまだましかもしれません。

　子どもをポジティブに捉えられている親に関しては，一緒にポジティブに捉えるという姿勢を共有しつつ，時々見られる問

題をそのつど，「気づきましたか？」という形で少しずつ指摘をしていくことから，関係をつくっていくということが重要かもしれません。

　園の先生方と親とは定期的に面接をしますので，その中で何か気づいたことがあれば伝えたほうがいいと思います。そのときに，最初の面接の中で，子どもに発達の障害が疑われるので，どこか専門機関に行ったほうがいいというところまでは言いきれない場合も多いかもしれません。

　そのような場合には，子どもには今，何か気になるところがあるということを伝えたうえで，次回の面接までこういうことをやってみようと思います，それでどんな変化があるかを一緒に見ていってくださいというように，伝えてもいいかもしれません。

✦ 期限を区切ったフォローアップ

問題意識を提示して，共有しておき，親が何か育てにくさを感じているのであれば，それに共感しつつ，次回の日程を設定します。そして，それまでに共有している問題がどう変化するのかを一緒に見ていきましょうということで，まずは一緒に問題解決を図る体制をつくるというところから始めていくとよいと思います。

その中で，どうも通常の接し方だけでは問題解決が難しそうだということが確認できたら，では専門機関できちんと見てもらいましょうという形でつなげていってもいいかもしれません。

✦ 発達障害専門機関の家族支援プログラムの例

次に，発達障害の専門機関で行われる家族支援プログラムを紹介します。

大きくは，養育スキルを向上させるための学習系のプログラムと，親のメンタルヘルスの維持のための心理支援系プログラムに分かれます。

いずれにしても，精神医学や臨床心理学の専門知識が不可欠です。

親向けの勉強会といったものはわりとよく知られていますが，ここでは親同士の心理支援系プログラムを紹介したいと思います。

✦ ピア・カウンセリング

　まず，ピア・カウンセリングです。親同士が横のつながりで，子どもについての情報を共有したり，さまざまな養育技法についての知識を共有したり，そういった仲間づくりに活用します。

　発達に何らかの障害を持つ子どもの親の場合，通常の子どもの親たちとの間では，子どもについての共通の会話がしにくくなります。ですから，一般の親の集団の中では，どうしても孤立しがちです。

　ところが，同じ悩みを持っている親同士の横のつながりができると，ここでは対等な関係ができますので，通常の親たちと同じような情報交換が可能になるわけです。

　これは非常に重要なカウンセリング機能があると思います。

✦ メンタリング

　一方，もう少し先輩の子どもを育てている親の存在というのも重要になります。自分の子どもの未来がどうなるのかということをある程度わかっている先輩の親から情報を聞くと，非常に力づけられます。これをメンタリングと言います。このメンタリング機能を活用したプログラムがいくつか開発されています。

　各自治体で取り組まれているペアレント・メンターという事業はそのひとつです。

第 **10** 章

集団生活における配慮

✦ 集団生活でみられる問題

　自閉スペクトラム症の子どもの集団生活の場として，まずは幼稚園，保育園，それから何と言っても学校ということになります。

　この章では，こういった集団生活の場で，彼らがどのような支援を受けるのが望ましいかという話をしていきます。

　たとえば，幼稚園や保育園で，みんなで粘土遊びをする時間なのに，粘土にどうしても触らない。あるいは他の遊びをやりたがる。無断で離席して，他の部屋に行ってしまう。こういった子どもがいたときに，どう対応すればいいかという悩みがあるわけです。

✦ 集団管理の発想と個別性への配慮

　集団管理の発想からすると，とにかくみんなと同じ活動をさ

せたいという考え方があります。これは，プログラムとして
セットメニューが決められていて，すべての参加者にそのセッ
トメニューをやってもらいたいという発想です。

　それに対して，個別性に配慮するという立場では，一人ひと
りの子どもには，それなりに「何か事情があるのかもしれない」
と考えます。みんなは粘土が楽しいと思ってやっているけれど
も，一部の子どもは粘土が楽しいと思えないから，他の部屋に
行ったのかもしれない。その子どもには何らかのオーダーメイ
ドのプログラムが必要だなというふうに考えます。これが個別
性の配慮ということになります。

✦ インクルージョンとは？

　「インクルージョン」という言葉があります。社会には，多
様な人々が生きています。性別，人種，国籍，民族，文化，階
級，障害の有無を問わず，「すべての人が平等に参加できる社
会」をつくっていくというのが，インクルージョンの考え方で
す。

　近年は，学校などではすべての子が同じ場で勉強するのが，
インクルーシブ教育ということで望ましいという考え方があり
ます。

✦ インクルージョンに関するよくある誤解

　「平等に参加」をするということを，みんなが一緒に同じプ
ログラムに参加しなければいけないというふうに考える人がい

ます。それは間違いです。

　たとえば，身体障害の子どもがいて，車イスに乗っていると
します。インクルーシブ教育では，車イスの子どもでも，一般
のクラスでみんなと一緒の授業を受けるために，どうすればい
いかを考えます。階段や段差をなくした建物をつくる。教室に
入るときも移動しやすくする。二階に行くときはエレベーター
を設置する。そのようなやり方をすることによって，車イスが
あってもみんなと同じ教室に入って授業を受けるということが
可能になるわけです。

　しかし，身体障害の子どもに，他の子と一緒に100メートル
を走ってもらうというプログラムをやるかというと，やりませ
ん。つまり，インクルージョンでは，同じ場にいるけれども，
すべての授業を同じにやる必要はないということです。

　他の子が100メートル走をやっているときには，車イスの子
どもには車イスでできる運動プログラムを用意する。これが，
インクルーシブ教育の本来の在り方です。身体障害の人に対し
てはとてもわかりやすい考え方なのですが，これが知的障害に
なるとちょっとわかりにくくなってきます。

　たとえば，知的障害があるために，他の子と同じペースでは
まだ字の読み書きが難しいという子がいるとします。しかし，
インクルーシブでみんなと同じクラスで勉強をさせたいという
親の希望が強かった場合に，みんなと同じ教室に入り，そこで
みんなと同じ国語の勉強をするのがいいかというと，それは車
イスの子どもに100メートル走ってくださいというのと同じ要

求になります。

　知的障害の子どもが，みんなと同じ教室で勉強するときには，その子が国語が苦手なのであれば，別のプログラムをその子のために組んであげる必要があるわけです。これが真のインクルーシブ教育です。

　同様に，自閉スペクトラム症の子どもの場合には，対人関係が苦手です。一部の親は，たくさんの子どもたちの中に入っていると，良い刺激を受けて，自閉スペクトラム症の子どもでも，対人関係が改善し，社会性が身につくのではないかと期待する人がいます。でも，それはたくさんのアヒルの子どもの群れの中に，白鳥の子どもを入れておくと，良い刺激を受けて，白鳥がアヒルになるかもしれないと期待するのと同じくらい無理な話かもしれないのです。

　実際，リタ・ジョーダンというイギリスの教育学者が，このようなことを言っています。

　　　（定型児と同じ場に）参加したからといって，自閉
　　症の子どもたちが自動的に他児と良好な相互関係を結
　　ぶわけではない。

　考え方や文化の違う子どもが，大多数のその他のタイプの子どもの中に入ると，どちらかというと違和感や疎外感を持ってしまって孤立するのです。ですから，一緒の場に入れるからには，彼らが社会的に振る舞い，他の人たちからも認められるよ

うな丁寧なお膳立てが必要になります。

　ただ放置して，一緒に放り込んでおくと，むしろ彼らは傷ついてしまって，将来重篤な二次障害，場合によってはひきこもりのリスクになってしまうことがあり得るのです。

✦ インクルージョンの理念と教育

　インクルージョンの理念を提唱したサラマンカ宣言は，要約しますと，こんなことを言っています。

> ・人はみんな多様だから，参加の仕方はみんな違ってよい
> ・すべての人が居心地よく参加できるために，ときにオーダーメイドの支援が必要

　インクルージョンだからこそ,特別な教育上のニーズがあり,特別な配慮が必要だということになるわけです。

　特別な配慮というのは，個性に応じたオーダーメイドのメニューを用意するということです。すべての人は，各々にとって必要な合理的配慮を保障される権利があります。

✦「合理的配慮」

　ここで合理的配慮という言葉を使いました。国連の障害者の権利に関する条約第2条に合理的配慮という言葉が載っています。合理的配慮とは，

障害者が他の者との平等を基礎として全ての人権及
　び基本的自由を享有し，又は行使することを確保する
　ための必要かつ適当な変更及び調整であって，特定の
　場合において必要とされるものであり，かつ，均衡を
　失した又は過度の負担を課さないもの。

　難しい表現ですので，解説します。これは，どんな障害があ
る人でも，その人の基本的人権や自由な行動を保障するために，
その人特有の問題についての配慮をすべきだということです。
ただし，それは配慮する側にとって，あまり過剰な負担にはな
らないように注意が必要です。
　たとえば，集団生活が難しい自閉スペクトラム症の子の場合
には，集団参加するための配慮は重要になってくるわけです。
興味が他の子とずれる子に，その子がどうしても興味が持てな
い授業を延々とすると，いるのがつらくなります。
　そういったときに，その子でも興味が持てるような授業をど
うやって保障するか。他の子は興味がないけれど，その子だけ
が興味の持てる授業をやらなければいけないのか。そういう話
になるわけです。しかし，それでは今度は他の人たちが退屈で
たまらなくなります。
　それから，先生たちにとってそれがどの程度の負担になるの
かという問題も出てきます。先生にとってあまり負担にならず，
その子にとっても意欲を持って取り組めるような授業がどこま
で可能かということです。場合によっては，その集団では無理

かもしれません。

　自閉スペクトラム症の子どもたちは，認知の特徴や興味の特徴というのが独特です。むしろ，どんなクラス編成をするのかというところからスタートするほうが有効かもしれません。

✦ 集団化と個別の配慮の両立は難しい

　一人ひとりの子どもの事情に合わせ，かつ集団的なプログラムをやってもうまくいく一番の方法というのは，一人ひとりの個性の中で共通の認知や興味の特性の重なり合いがあるようなグループをつくることです。

　ですから，自閉スペクトラム症の子どもたちに対する最善の教育が保障できる集団をつくるとするなら，同じ興味や認知の共通項がある仲間を求めることになります。

　しかし，少数派ですので，なかなかそのような場面がありません。その場合，インクルージョンの場でそういう共通項が少しでもある場面を保障しつつ，もっと少人数で他の子たちともうまく生活できるような場もつくっていく必要があります。

✦ わが国の特別支援教育が抱える両価構造

　わが国の教育には，もともと「学習指導要領で決められたカリキュラムを一斉指導で教える」という価値観があります。一方，今の特別支援教育の基にある考え方は，「個別ニーズに応じて個別教育計画を立て，場合によってはカリキュラムを柔軟に改変する」という価値観です。

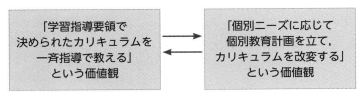

「学習指導要領で
決められたカリキュラムを
一斉指導で教える」
という価値観

「個別ニーズに応じて
個別教育計画を立て,
カリキュラムを改変する」
という価値観

図 10‐1　わが国の特別支援教育が抱える両価構造

　このふたつの価値観は大きくぶつかり合います（図 10-1）。

　もともとわが国の教育というのは，学習指導要領を中心につくられてきています。そういった価値観の中に，いきなりオーダーメイドの価値観というのが部分的に入ってきているのです。この状況というのは極めて不安定です。先生によっては，このふたつの価値観のはざまで非常に迷ってしまったり，悩んでしまったりします。

　一般のクラスの中で，このふたつを一人の先生が両立するというのは極めて難しいことです。医療スタッフや福祉のスタッフには，学校の先生たちのこの悩みが，なかなかピンときません。これは，学校の先生たちにとっては大変深刻な悩みですので，すべての職種の人たちがわが国の特別支援教育のこの構造を理解しておく必要があると思います。

◆ 医療とわが国の学校教育の比較

　医療では，個別のニーズに対応するのが基本です。何かの病気があるときに，まず診断と評価を一人ひとり行っていって，

次いでその一人ひとりに応じた治療法を選択するわけです。治療法は，ある程度パッケージ化されることもありますが，原則として完全に個別化されています。

　一方，わが国の学校教育では，「学習指導要領」によって各学習課題についてその内容と教える時期が決められています。授業を開始する前に子どもの学力を評価することはしません。教師は最初から定められたカリキュラムを一斉指導によって進めるだけです。評価は，指導後に初めて学力テストという形で行われます。ここでの評価結果は子どもの努力の結果とみなされ，テストの成績が悪くても「できなかったところはしっかり復習しなさい」と子どもの奮起を促すだけの材料となってしまいがちです。

　医療の場合には，治療がうまくいかなかったときは治療法を見直します。一般の学校教育では，テストの成績が悪かったときに，教え方を工夫するということはあまりせず，生徒の勉強の奮起が促されるだけです。ここが医療と教育の大きく異なるところです。

　このような中に今，一人ひとりの個別性に合わせた教育という価値観が入ってきているのが，学校教育の現状だということを理解しておいていただければと思います。

◆ 教育における障害への配慮の分類

　そうは言っても，特別支援教育への需要は，近年では非常に高まってきています。そのような現状の中，教育の場で障害に

対してどのような配慮が可能かということを考えていきたいと思います。

　私は障害に対する配慮には，大きく３つあると考えています。

　ひとつは何もしない無配慮です。２つめは，低負荷型配慮。３つめが特異的治療型配慮です。

✦ 無配慮の例

　心臓疾患の子どもに算数を教えるときには，何も配慮する必要はありません。無配慮というのは，このように何か障害があっても，その障害と直接関係がない領域は何も配慮する必要はないという意味です。

✦ 低負荷型配慮の例

　それに対して，同じ心臓疾患の子どもに対して，体育をするときは運動の負荷を軽減させるという配慮をします。

　このように負荷を下げる，つまり低負荷型配慮というのが必要になってきます。

✦ 特異的治療型配慮の例

　特異的治療型配慮というのは，たとえばろう学校で手話を教えるとか，盲学校で点字を教えるというような配慮です。

　もともと，手話や点字というのは一般の子どもにはやらない教育です。こういう通常の子どもにはやらない教育を，特別にある種の障害の人にやるというのは，治療的でもあるわけです。

✦ 発達障害の子どもへの配慮は？

では，発達障害の子どもに対してはどんな配慮が必要かということを考えていきたいと思います。

まず強調したいのは，発達障害の子どもは無配慮では絶対うまくいかないということです。必ず何らかの配慮が必要になります。

✦ 発達障害の子どもへの低負荷型配慮

低負荷型配慮ではどんなことが考えられるでしょうか。たとえば，言わなくてもわかってもらいたいという暗黙の了解というのは，発達障害の子どもは基本的には苦手ですので，細かいことでも丁寧に説明をしながら授業を進めていくことが必要になります。

それから，興味が偏りやすい子どもたちですので，その子が興味を持てるような題材を積極的に取り入れるようにします。また，あまり得意ではないことや興味のないことは，短時間で切り上げてしまえるよう配慮することが望まれます。

これらは，一般のクラスで，他の子どもたちがいる中でうまくやっていくために必要な配慮です。しかし，よく考えてみると，これはろう学校で手話を教えるような，障害に特化した教育ではありません。

✦ 発達障害の子どもへの特異的治療型配慮

特異的治療型配慮は，具体的には，興味がないことにすぐ忘

れてしまう子どもに，忘れ物を予防するためにどうすればいいかという工夫の仕方を学んでもらうといったことです。それから，ソーシャルスキルを特別に教えることも含まれます。ろう学校で手話を教えるという発想があるのであれば，自閉スペクトラム症の子どもに特別にソーシャルスキルを教える場があってもいいのではないかと思います。

しかし，これは一般教育の中で行うのは難しいものです。一般の子どもは特別に教わらなくても，ソーシャルスキルが自然に身につきます。そんな中で，それが苦手な子どものためだけにソーシャルスキルの授業をするというわけにはいきません。ですから，どうしてもインクルージョンの教育の中だけでは，発達障害の子どもに特化した教育というのは難しいかもしれません。

その場合は，発達障害の子どもたちを特別に抽出した形での特別なクラスが必要になることがあります。

✦「無理しなくていい」と言われたら？

一般のクラスの中で，苦手なことは無理させなくていいですよね，という話がよくあります。私は，無理しなくていいという言い方には，ちょっと抵抗があります。

無理しないというのは，難しければやらなくていいということですが，では，そのことをやらない代わりにその子に何をさせるのかということが抜けているのです。

たとえば，車イスの子どもに，100メートル走をやらなくて

184

いいよと言ったときに，では黙ってそのへんで見ててねという話になると，それはハイリョ（配慮）ではなくて，ハイジョ（排除）になります。

　同じように，興味が持てないのだったらやらなくていいですよ，ではなくて，では君はこれには興味が持てるから，この興味があるこの課題をやってねという，その人向けのオーダーメイドの授業をやってはじめて特別な配慮なのだと思います。そういったことも考えていただく必要があります。

✦ 特別な配慮，理想的には？

　特別な配慮というのは，理想的にはその子が主体的かつ意欲的に取り組める特別メニューを提供するということです。インクルーシブ教育とか，合理的配慮という言葉がありますが，もっと積極的に教育ということを考えるときには，必要な子どもには積極的に特別支援教育を活用していくという発想が不可欠だと思います。

✦ コミュニティケア促進の新たなキーワード

　集団生活をするということで，私が考えて提唱している言葉をひとつあげておきます。それは，「ネスティング（nesting）」という言葉です。

　ネスト（nest）というのは動物の巣という意味と同時に，入れ子という意味があります。つまり，大きな社会の中に，ある目的をもった小さな社会が入れ込まれている状態ということに

なります。

　自閉スペクトラムの人たちは，独特なものの考え方を持っていますので，そういった人たち特有の活動拠点（nest）が必要になります。

　一般の社会集団だけでは，自閉スペクトラムの人たち特有の独特なものの考え方や興味の持ち方に対する対応ができません。やはりそういう特殊な場が必要になってきます。従来，知的障害の人たちや身体障害の人たちの別の社会をつくるというと，どちらかというと隔離の発想に基づくものでした。しかし，そうではなく，社会の中に入れ込む形で，こういう人たちのサブ・コミュニティをつくっていくという発想が，私の言うネスティングです。

　具体的に言うと，たくさんの人たちの中で，一部の人たちが電車に興味があるとします。そういう電車に興味を持っている人たちのサブ・コミュニティをつくります。

　電車について語り合えるサブ・コミュニティがあると，そこで自分たちの興味をそこで心ゆくまで楽しめるわけです。そういったサブ・コミュニティを積極的につくっていくことによって，彼らの居場所づくりをしていくのです。

　今の居場所づくりというのは，ぎりぎりのところまで一般の社会の中でやれるかどうかを試し，挫折してそこから排除されてしまった人たちを癒す場としてたいていは考えられています。そうではなくて，初めからこういう人たちにはそのような居場所が必要だという発想で，二次障害が起こる前から居場所

鉄道

アニメ・漫画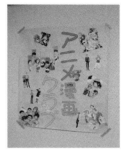

料理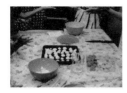

図 10 - 2　共通の趣味を介した社会参加支援

を確保していくという発想が，今後必要になってくるのではないかと思います。

　図 10-2 は私が関わっているサークルで撮った写真です。自閉スペクトラムの人たちに比較的多い，鉄道を趣味とする人たちのサークルや，アニメや漫画が好きな人たちのサークル，料理のサークルなどがあります。こういったところに来る人たちは，同じ興味を共有しながら，仲間意識を持って，非常に積極的に参加しています。一般のクラスの中ではどちらかというと少数派で，やや肩身の狭い思いをしている人も中にはいるのですが，このような自分が心ゆくまで楽しめる場を共有することによって，自分の存在感というのがより力強く感じられているようです。

第 **11** 章

支援の考え方：青年期〜成人期

✦ 青年期〜成人期：支援の基本

　青年期〜成人期になると，自閉スペクトラムの特性だけでなく，多くの人が併存する精神障害を持つようになります。逆に言うと，併存する精神障害があるから支援が必要という人が多いといっても過言ではありません。したがって，自閉スペクトラムの知識だけではなく，その他の精神障害についての知識が幅広く必要になってきます。

　支援するときに，特に治療が必要になってくるのは，併存する精神障害のほうです。しかし，自閉スペクトラムの特性がある場合，何らかの配慮をしながら治療をしていかないと，展開が難しくなってくることがあります。

✦ 自閉スペクトラム特性に合わせた環境調整

　自閉スペクトラムの特性に合わせた環境調整とはどういうこ

とでしょうか。彼らにとって理解のしやすい情報のタイプ，理解しやすい用語と言い回し，理解しやすい筋道というのを見つけていくということです。

　彼らは独特のものの考え方をする人たちなのですが，その考え方に沿った説明をすると，納得しやすいのです。どんな言葉を使えばいいのか，それから，どんな情報源を使えばいいのか，どんな筋道で話をすればいいのか。そういうことをよく考えて，説明をしていき，環境調整をしていくということが必要になります。

　それから，自分で考えるということをとても重視する人たちですので，最終的には，自分でよく考えて判断することを保障していくことが必要になってきます。意欲を持てるテーマや題材を選ぶことや，彼らの感覚異常への配慮は，大人になっても必要です。

　◆ 自閉スペクトラムの人たちと接する際のコツ

　そして，大事になってくるのが，共感と合意です。合意というのは小さいときから一貫して必要なのですが，成人期の自閉スペクトラムの人たちと接していて強く感じるのは，彼らは自分を理解してほしい，自分の考えに共感してほしいという気持ちが強い人が多いということです。

　自分の考えがなかなか受け入れられないという気持ちが強くありますので，自分の気持ちをわかってくれる人がいるのだということが感じられるだけでも，ものすごく心強く感じられる

人が多いようです。

✦ 高校・大学進学で陥りやすい「幻想」

　自閉スペクトラム症の子どもたちの支援をしていて気づくのは，周りの人たちは，自分の気持ちをわかってほしいという本人の気持ちとは裏腹に，どうやって良い学校に入れようか，どうやって良い就職をさせようかという処遇面ばかりを考えているということです。

　特に親は，良い学校に入ったら良い就労ができるかもしれない，良い就労ができれば，幸せになれる，と考え，子どもの意を汲まずに，形だけの良い進路を探すということをよくやります。

　しかし，これはしばしば幻想に終わってしまいます。

　自閉スペクトラムの子にとっては，どんな学校を卒業したかということは，必ずしも今後の人生を決定することにはなりません。ものすごく有名な大学を卒業していても，あまりハッピーな人生を送れないという経験をしている発達障害の人が大勢います。

　逆に，学歴にかかわらず，充実した生きがいを見出している自閉スペクトラムの人もたくさんいるのが事実です。自閉スペクトラムの人たちが一生を通じてどれだけ充実した生活を送れるかというのは，教育形態や学歴とは必ずしも関係ありません。もっと重要なことは，他にあるのです。

✦ 進路選択の目安

　自閉スペクトラムの子どもたちの進路選択を考えるときには，彼らの知的な能力に応じた進路を考えがちです。たとえば，成績がものすごく良い子だったら，その成績で行ける学校を目指す。それから，知的な遅れがある子の場合には，その知的な遅れに応じた進路を考えるということがなされます。

　これは私見ですが，その子の知的水準から期待される水準よりも少し低いレベルの適応水準になる子のほうが多いと思います。

　なぜかというと，自閉スペクトラムの子の場合には，同じ知的なレベルの子どもたちよりコミュニケーションが苦手です。同じ知的レベルでコミュニケーションが良い人に比べると，やはり適応水準が悪いのです。したがって，彼らの進路決定を考えるときには，知的水準に加えて，彼らのコミュニケーションや対人関係の異常に基づいて，もうワンランク下げていかないと，うまくいかないかもしれません。

　さらに，二次障害がある場合には，さらにもうワンランク下げなければいけないこともあるかもしれません。

✦ Rさん：高校2年生の男性

　高等教育になってきますと，こんなことがあります。

　Rさんは高校2年生の男性ですが，先生に質問しに行ったのに，ろくに答えてもらえませんでした。前は親切だったのに，自分のことをけむたく思っているのではないかと思い，その先

生の授業に行くのがいやになってしまいました。

このようなちょっとしたことが引き金になって，学校にうま く行けなくなるようなことが，この時期の子どもたちにはしば しば見られます。ですから，学年が上がれば上がるほど，丁寧 に接していく必要があります。

それから，年齢が上がってくると，自分で相談をしようとす る子が出てきます。自分で相談機関を訪れて，積極的に自分が 困っていることを訴える。ただし，彼らはコミュニケーション の問題があるので，困っていることを訴えていても，ただ訴え ているだけであって，そのことで誰かの助言を聞こうとは思っ ていない場合があるということに注意が必要です。

◆ 本人の相談意欲形成の第一歩

相談に来られたときに，私たちが必ずやらなければいけない のは，その本人が何らかの問題意識を持っているのかどうか， その問題意識について，誰かに相談しようと思っているのかど うかの評価です。

そこの相談ニーズをつくるところから支援が始まると言って もいいかもしれません。

◆ 成人期の自閉スペクトラムの人たちへの支援：接し方 のポイント

成人期の自閉スペクトラムの人たちへの支援では，いくつか

接し方のポイントがあります。

- 先に本人の言い分を聞く
- 命令でなく提案する
- 言行一致を心がける
- 感情的にならない
- 情報を視覚呈示する
- 目に見えにくいものを言語で構造化する
- こだわりはうまく利用する

　こういったことに気をつけながら，会話をしていき，本人の問題に応じていくということが必要になってきます。

第12章

「二次障害」が出てしまったら……

✦ Ｓさん：大学３年生の男性

「二次障害」が出てしまった大学３年生の男性の例を紹介します。

Ｓさんは，ゼミの発表で，教授から準備不足を叱られたそうです。「このままでは卒業させられないぞ」と言われてショックを受け，翌日から学校に行けなくなってしまいました。

通常，「このままでは卒業させられないぞ」というのは，励ましの言葉です。しかし，Ｓさんはこう言われたことによって，おれはもう卒業できないんだというふうに決めつけてしまい，絶望してしまったのです。

このとき，教授が「このままでは卒業させられないぞ」と言わなければよかったのかというと，それはわかりません。このように，何かをきっかけにして行動の問題が起こるということはよくあるのですが，それは氷山の一角に過ぎないのかもしれ

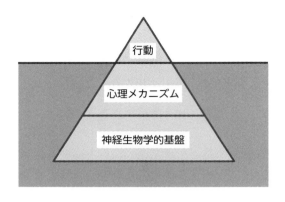

図 12 - 1　行動の問題は氷山の一角

ません（図 12-1）。

◆「症状」はバロメーターにすぎない

　それまでに，さまざまな心理的なメカニズムが働いていて，実はもう学校に対して何らかのつらさを感じていた人が，この先生の一言でついに行動化してしまったということかもしれません。そういう意味では，何か症状が出たときには，それはあくまでバロメーターにすぎないと考える必要があります。そして，その裏に隠れている原因は何かを分析していく必要があります。決して症状そのものをすぐに力づくで止めようとしてはいけません。

✦ まずは休養と相談

まずやらなければいけないことは，休養と相談です。

何らかの形でエネルギー切れを起こしているわけですから，そのエネルギーを元に戻すという作業が必要になってきます。それにはまず，休むことです。

休んでもらいながら，問題がどこにあって，どんなメカニズムでその問題が起こっているのかということを整理していきます。この作業には専門家が必要になってきますので，専門家に相談をするという体制をつくっていく必要があります。

✦ 薬物療法

そのプロセスの中で，薬物療法が必要になってくる場合があります。特に，二次障害として，うつや不安症状が出ている場合には，感情のコントロールを目的とした薬物療法を検討すべきです。

ただし，気をつけなければいけないのは，薬物療法は有効なことも多いのですが，あくまで対処療法ですので，薬物療法だけですべては解決しないということです。

✦ 対策：ふたつの道

たとえばスギ花粉症になった場合，対策としては大きくふたつあります。ひとつは，個体を変えるという方法です。脱感作療法や薬物療法をするといったことがこれにあたります。もうひとつは，環境を変えるという方法です。マスクを着用したり，

空気清浄機を購入したり，場合によっては転居をしたり，スギを伐採してなくしたりといったことです。

　本当は環境対策をすることによって，生体反応を防げばそれに越したことはないのですが，どうしても環境の整備が追いつかないので，仕方なくわれわれは薬を飲んだりするわけです。

　精神障害も同じで，個体の側を変える方法として，精神療法的なアプローチをとったり，薬物療法を行ったりすることがあります。ただし，環境に対する反応の場合には，環境を変えるために，家族療法，転職，子どもの場合は特別支援教育といった周りを変えるというアプローチも重要になってきます。

　二次障害を起こしている人の場合には，本人の身体に反応が起こっているわけですから，休ませるという対応をとりながら，環境調整をすることが望ましいと思います。

✦ ストレスによる精神的変調への対応

　ところが，発達障害というのは，何らかの能力の異常だと見られやすいので，訓練をするという発想を周りの人たちが持ちやすいのです。能力を伸ばすためには訓練が必要ですが，ストレスに対して訓練をすると，かえって逆効果になることが多いのです。

　発達障害の人たちへのアプローチとしては，訓練をすればいいのか，休ませればいいのかという，このふたつの大きな岐路に常に立たされることになります。

　二次障害が目立つ人に関しては，何か訓練をすることによっ

て二次障害を助長する可能性がありますので，むしろ休んでゆっくりしてもらいます。そして，困っていることに対して，癒しのプログラムを提供するということが優先されます。一方で，そういった反応を起こすに至った環境の問題を解決するための調整を行っていくということが必要になってきます。

✦「学校に行きたくない」……どうしよう？

何らかの理由で，学校に行くことがつらくなってしまって，学校に行きたくないという現象が出てきた場合にはどうすればよいでしょうか。

周りの人たちは，そんなことを言わずに頑張って学校に行ってみようと促します。しかし，本人には学校に行きたくない，それなりの理由があるはずです。そうすると，どんな理由で学校に行きたくないと思っているのか。その理由にも「一理ある」のではないかという可能性を考える必要があります。

そして，一理ある原因というのが，どの程度改善できるかを，学校側と相談する。その原因を改善しようと努力する姿を周りの人たちが本人に見せることによって，本人だけでなく周りも頑張っているのだということを示します。そういったことで，環境の調整を行っていくということが極めて重要になります。

✦ 登校しぶり：視点のずれ

登校しぶりが起こったときというのは，大人の視点としては，まだトラブルの起点にすぎないと考えがちです。子どもが自分

で努力すれば，行けるようになるのではないか，学校が何かを変える必要はない，むしろ，一番心配なことは，勉強の遅れだということを考えやすいのです。

　そうではなく，子ども側の視点として，登校しぶりは，すでに困っていたトラブルの最終段階として出てきているのだということを理解する必要があります。努力を十分してきたけれど，もう限界に達しているのだということ，学校にも自分が通いやすくなるように，もう少し配慮してほしいということ，勉強の遅れは心配だが，つらくて勉強どころではない，そういう気持ちもわかってあげる必要があるということです。

　◆ 不登校になってしまったら？―やってはいけないこと―
　不登校になってしまった子どもに対して，一番やってはいけないことは，「学校に行かないのはだめな人間」という価値観を見せることです。
　「学校へ行くなら何かをやってあげてもいい」「学校へ行かないのなら家で自習をしろ」というようなことを言う。そして，学校に行ったら，「良かったね，あなたも良い子になったね」，学校に行かなかったら，「やっぱりダメだね」ということを言っていると，学校に行っている自分しか認めてもらえないという気持ちになり，大人との関係が悪くなってしまいます。

　◆ 不登校になってしまったら？―やっておきたいこと―
　発達障害の子どもが不登校になってしまったときには，まず

家庭の中，それから家庭や学校以外の場所に，本人の居場所がつくれるかどうかを試してみることです。

　学校がどうしても居場所にならない子どもの場合には，学校以外の居場所を探すというのも大事な選択肢です。

　それから，相談相手を確保すること。理想的には，親や学校の先生が相談相手になればいいのですが，さまざまな理由でそうならない場合もあります。そうした場合には，親や学校の先生以外に本人が信頼して相談できる相手を確保するということが必要になってきます。

　これまでのポイントをまとめてみましょう。
　不登校やその他の二次障害について考えるときには，

- 気になる症状が最初に出現したのはいつか
- 最初に出現したとき，何かきっかけはあったか
- 本人は，その症状についてどのように解釈しているか
- 過去に，親，教師（支援者），友人などの本人への接し方に問題はなかったか

こういったことを整理してまとめておく必要があります。何か環境上の理由があって，二次的に問題が出現していることが多いのです。そこの分析から始めていって，対応するという姿勢を本人に示すことによって，信頼関係をつくっていきます。

✦ 「うつ」のある自閉スペクトラムの人への接し方

　「うつ」になった自閉スペクトラムの人への接し方には少し注意が必要になります。

　「○○したほうがよい」は禁物です。もともと彼らにはノルマ化しやすいという特性がありますので，ゆっくり休んだほうがいいよと言われると，休むことをノルマと課して頑張ってしまうということがあり，かえって休めなくなります。ですから，助言をする場合に，○○したほうがいいという強い言い方は避けてください。

　それから，本人の置かれている状況を言葉で確認するということが極めて重要です。今あなたはこういう形で落ち込んでいるんだねというふうに言うと，ああ，わかってもらえたと思えます。自閉スペクトラムの人というのは，感情を理解するというのが難しいのですが，言葉で表現されると，わかってもらえたと感じることがあります。ですから，いま自分が置かれている問題を言葉で解説するような形で説明してもらうと，この人は自分のことをわかってくれているということで安心できます。

　本人が楽しめる話題を探すということも重要です。どうしてもある状況に対して，そのことばかりを考えてしまいますので，つらいということを考えていると，つらくてしようがなくなります。逆に，たとえば好きな趣味の話題をされたときには，かなり気持ちが改善する場合があります。ある一点に集中していますから，別のことに注意を向けているときにはつらさのほう

を忘れるのです。好きな話題を振ったときに，それを楽しめる人に関しては，楽しい話題をなるべくたくさんすることによって，つらい心理状態から抜け出させることを試みるということも大事かもしれません。

　また，本人は表現するということが難しい場合が多いので，日常生活の様子というのは，他の人から情報収集して，本人が今どんな状況にあるのかということを客観的に把握しておく必要があります。助言をするとノルマ化しやすいので，何か助言したいことがあったときには，そのお手本を自分が示します。

　特に，うつになっている人というのは，ノルマでがんじがらめになっている人が多いのです。この場合，周りの人たちにも几帳面でしっかり者の人が多いと，みんなもしっかりしているのだから，自分もしっかりしなくてはという気持ちがどんどん強くなって，それで余計苦しくなってしまうのです。

　周りの人たちは，ゆとりをもってあまりノルマを感じない気楽な生活を送るように心がけるようにします。周りの人たちのゆるやかな雰囲気に触れながら，本人にも，あ，こういったやり方でいいのだということを，肌で感じてもらうようなやり方をお勧めしています。

第13章

就労・職業生活の支援

✦ 就労支援を要する発達障害の人

次に，就労や職業生活の支援について述べます。

就労支援を要する発達障害の人たちは，以下のような人たちです。

- 仕事での困難はありながらも就労継続している
- 高校，専門学校，大学生で就職を目指している
- 離職，転職を繰り返している
- 長期間就労していないか，離職している

このような人たちに対して，何らかの形で支援が求められています。

✦ Ｔさん：大学４年生の男性

　Ｔさんは，小学校のときから日常生活のことはすべて親まかせで，勉強以外はゲームばかりしていました。

　引越しのバイトは３年以上続いていたそうですが，大学４年生になっても就職活動を自発的には一切しようとしないということで，親はかなり気をもんでいました。

✦ Ｕさん：大学４年生の女性

　別の大学４年生のＵさんは，一人暮らしで日常生活は自立していて，コンビニのバイトも３年以上続いているということです。ただし，授業やサークルなどすべてにおいて頑張りすぎていて，かなり疲れが溜まっていました。

　就職活動も頑張ろうということで，積極的に情報を集めるのですが，どうしたらよいか考えがまとまらず，焦ったりして不安ですということを言っています。

✦ Ｖさん：大学４年生の男性

　Ｖさんも大学４年生の男性ですが，日常生活は自立していて，学校でも順調に単位を取得してきています。

　大学院へ進学を希望していたそうですが，４年生になってはじめて大学院進学の希望を教官に伝えたところ，君は学力が足らないからダメだと，反対されてしまったということで，途方に暮れています。

社会参加可能性を測る目安
自律スキル
自分にできることは意欲的にやる
できないことは無理しない
ソーシャルスキル
できないことを相談できる
人として最低限守るべきルールを守る

　いずれの人も，それまでの生活は比較的順調に行っているのですが，いざ就職というところになって，壁にぶつかっているのです。

✦ わが国の教育システムの問題点

　何度も述べていますが，今のわが国の教育システムというのは，通常の学校教育を真面目に受けるだけでは，特に自閉スペクトラムの人の場合には，就労においてはなかなか役に立ちません。

　学校カリキュラムはなんとかこなしてきたとしても，就職というのは規定のやり方がないからです。自分でいろいろアイデアを立てて，工夫をしなくてはいけないのですが，どうすれば就職に結びつくのかというアイデアをなかなか自分で考えることができず，つまずいてしまう人もかなりいます。

✦ 高学歴社会の闇

一方でわが国では高学歴社会という価値観があり，良い学校に行けば行くほど，就職は良いに決まっているという先入観があります。

まず親がそれに惑わされます。実際に良い学校に進学できた発達障害の学生の場合には，自分は良い大学に行っているのだから，就職もなんとかなるだろうと楽観的に思っています。しかし，いざ就職が目前に迫ると，なかなかうまくいかないのです。ですから，ほとんどの発達障害の学生にとって，高校以上の勉強は将来の就労とは無関係だということを，はじめから親や本人がわかっておく必要があると思います。

特に親には，この話を子どもが小学校，中学校の頃からするようにしています。学校の勉強が苦手な子は，勉強をいくらやっても時間のムダです。これはわかりやすいと思います。しかし，勉強が得意で上の学校に行けたとしても，それは趣味が高じて，その趣味をやるために大学に行くというくらいのつもりで考えていたほうがいいと思います。良い大学を出るということは，趣味を極めることにはなりますが，だからといって良い就職につながる保障はないということです。

✦ 発達障害のある高校生・大学生の困難さ

実際に，発達障害のある学生たちを見ていると，自分の力だけで卒業することが難しい場合があります。また，自分の力だけで，次の進路を決めるということがかなり困難なことが多

く，この両者において他の人からの何らかの支援が必要になります。

✦ 課題は，多くてもひとつ

さらに，これは前にも述べましたが，発達障害の人に対しては，課題は多くてもひとつにすることが重要です。複数の課題がある場合，優先順位を決める必要があります。

先ほどの話で言えば，一人で卒業するという課題と，一人で就職を決めるという課題の両立が難しいわけです。これが複数の課題になりますので，就職をするのか，それとも卒業をするのかというふたつにひとつをまず選ばないといけない場合があります。

✦ 社会参加可能性を測る目安

社会参加可能性を測る目安は，成人期の支援においても同じです。

ただし，子どものときの支援ではこれは目標でしたが，成人期の支援においては，どれくらい身についているかを評価する対象になります。

自律スキルとして，自分にできることをどの程度意欲的にやれるのか。それから，できないことは無理せずに，ソーシャルスキルとして誰かに相談できるのか。人として最低限守るべきルールがどの程度守れるのか。これらをまずは評価していく必要があります。

こうした力がどれくらいあるのかによって，その人の社会参加可能性というのは違ってきます。これは学歴とは必ずしも比例しません。

✦ 発達障害者の就労に特有の問題

発達障害者の方々の就労に特有の問題として言えるのは，その人の持っている障害が見えにくいということです。一方で，自閉スペクトラムの人の場合には，その特性が一部の職業では，強みになることがあります。ただし，興味やものの考え方が特有ですので，その会社によっては，障害特性だから何とか認めてほしいと頼んでも，それが受け入れ難いと感じる社風の会社もあるかもしれません。

✦ 会社は学校とは違う

よく親や本人が，これまで学校でも十分配慮をしてきてもらっていたので，会社でも配慮をお願いしたいということを言います。しかし，会社は学校とは違います。

学校では，障害のある学生は支援の対象になります。一方，会社は，雇用している障害のある人を支援するために経営しているわけではありません。会社自体が利益を上げて，そのことによって雇っている人たちを生活させるために会社があるわけです。

ですから，本音として，会社が存在し続けなければ，従業員を雇えないということになります。存続するためには，よく働

く従業員を雇いたいという気持ちがあるのが事実です。

　一方で，企業は一定の社会貢献をすべきという社会通念があります。ある程度の規模や立場のある会社では，社会的責任として障害のある人を雇用すべきだという考え方を倫理的に持っているところが増えてきました。

　法律では，障害のある人を雇用する法定雇用率があります。一定規模以上の会社では，今は全従業員の2%を目安として，障害のある人を雇うということになっていて，これを満たさないとペナルティもあります。そういったことが理由で，障害のある人を雇うということが求められているわけです。

✦ 社風と特性とのマッチング

　大事になってくるのは，会社の社風と，本人の特性とのマッチングです。たとえば自閉スペクトラムの特性がある人を，その会社が雇用するかどうかということを考えたときに，その特性に対して配慮することが，他の社員にとってどれだけの負担になるのかということは，非常に重要な要素になってきます。

　どんな人でも，得意なことと苦手なことというのはあります。すべての会社において，すべての仕事をパーフェクトにこなすという人はまずいません。やはり得意領域や不得意領域というのがみんなあるわけです。そうすると，いろいろな配置転換をしながらも，その人が比較的得意な部署に長くいて，そこで得意な力を発揮してもらうということになります。苦手なことは，他の人がそのことを得意であれば他の人がやればいい。こうし

た適材適所という考え方は，どこの会社でもある程度あります。

　自閉スペクトラムの人でも，その人が得意なことがその会社にとって極めてメリットが高いことであれば，その人が苦手なことは他の人が補うということで，通常のお互いさまの範囲の中でやれる可能性も十分あります。

　これまでの話の中で示してきた，自閉スペクトラムの特性はあるけれども，普通の仕事をしている人というのは，その人の得意な領域が会社にとってもメリットになるという判断がなされたわけです。そうすると，何も特別な配慮はしなくても，他の人たちとお互いさまの関係の中でできるという意味で，通常の就労形態が可能になります。

　一方，確かに，得意なことを活用して，仕事として役には立っているけれども，その人が苦手なことを他の人たちがカバーするのにはそれなりに負担感があるという場合もあります。たとえば，事務仕事はものすごく得意だけれども，対人的な仕事が一切できないという自閉スペクトラムの人がいたとすると，その人にいくら事務仕事を全部やってもらうといっても，多少は対人関係を本当はやってもらいたいはずです。その人に対人関係が任せられず，そこを補う人手がものすごくかかってしまうというような場面があるとすれば，やはりなぜあの人だけ対人業務をしなくていいんですかという不満が出てくるわけです。

　そういったときに，障害者雇用されている人なので，この人に関しては，仕事を限定するのだということが大義名分として存在し，障害者雇用というのは会社にとって必要だ。あの人は

障害者雇用をされているので，無理なことはさせないで，その分は他の社員でカバーをする。そういったことで，他の人が納得できるようであれば，障害者枠の雇用ということも合理的になるわけです。

　逆に，いくら障害者枠で雇用したとしても，その人を会社の中で働かせる場所がなかなか見つかりにくいとか，苦手なことをカバーするには他の人たちの負担があまりにも大きいということでは，会社にとってのメリットが少なく，やはりその会社では雇用はできないという判断をするのも致し方ない場合もあると思います。

　そこまでしてその会社にこだわらないといけないという理由もありません。むしろ，これはマッチングの問題ですので，その人の個性と，会社の社風とがどれだけ合うのかということで，現実的な判断をしながら，仕事を見つけていく必要があるかと思います。

✦ 市場原理の導入

　近年，発達障害の人というのは，とても数が多いということがわかってきています。ですから，これから先，市場原理が導入されてくる可能性があります。すでにその兆しは十分あります。

　発達障害は，今や障害者就労のマーケットの主役のひとつになっています。全従業員の2%という障害者の法定雇用率がありますので，その2%を各会社が埋めるために，それを仲介す

るためのビジネスが生まれてきています。

　実際，障害者就労移行支援事業というのを請け負う株式会社もたくさん登場してきており，福祉的な支援を受けている障害者の人たちを，一般の会社に雇用するための仲介をしています。

　そのときに，どうしても競争原理が働きます。競争原理が働くと，障害に対する配慮だけでなくて，多少頑張れというような側面が出てきてしまいます。二次障害，併存障害がある人に関しては，そういう競争原理にさらされすぎると，精神保健が悪化することもあり，注意が必要です。

✦ 発達障害者の就労を促進するには

　発達障害の人の就労を促進するためには，いろいろな会社で，いわゆる「お互いさま」で助け合いながら仕事をしていくという文化をもっと広げていく努力が必要になってきます。これは会社の中でやっていくだけでなく，われわれ専門家が発達障害の人たちについての啓発をもっとしていくということも含まれます。それから，より就労を促進するためには，障害者雇用を積極的に利用する大義名分探しも必要になってきます。

✦ 「お互いさま」の風土づくり

　自閉スペクトラムの人たちの中に，得意なことを活かすと，ものすごく仕事ができる人が多くいます。

　ところが，多くの会社でやられているように，すべての人が一通りの仕事を経験してから得意な分野に就くというような文

化ですと，すべての仕事を経験している中で，苦手な仕事を経験させられたときにつぶれてしまったりします。

　ですから，自閉スペクトラムの人の場合，得意な仕事だけに専念してもらうような環境をはじめからつくっていくということが必要になってきます。

　それは，一見その人だけを優遇するようですが，実はその人にそのことを保障することによって，他の人たちも得をする。たとえて言えば，「情けは人のためならず」（情けは，いずれ巡り巡って自分に恩恵が返ってくる）ということです。その人に情けをかけるようでいて，結局自分にもそれがいい形として返ってくる。そういうことを，文化的な価値観として伝えていく必要があると思っています。

　◆ 啓　発
　自閉スペクトラムの人を雇用するということは，多くの会社にとって実はメリットがあることかもしれません。

　もともと真面目でコツコツと頑張る人たちが多いのが，自閉スペクトラムの人たちです。一見コミュニケーションが苦手で，二次障害があったりすると，ちょっとしたことですぐに抑うつ的になってしまったりして，付き合いにくいと思われる方も多くいます。しかし，このタイプの人たちが得意な仕事をきちんと見つけて，そこにうまくはまると，逆に会社にとってもメリットがある。そういったことを見つけていければと思います。

✦ 大義名分探し

　大義名分探しでは，先ほどから述べている法定雇用率以外に，労働条件をどうするか，身分保障をどうするか，障害者雇用の相場はどうなのか。そういったことをいろいろ考えながら，その人たちがうまく会社に勤められるような環境を探していくということが，これからの発達障害の人たちの就労支援には求められます。

✦ 障害者総合支援法における就労系障害福祉サービス

　障害者総合支援法における就労系障害福祉サービスは，大きく「就労支援移行事業」と「就労継続支援」に分かれています（表13-1）。

　知的障害の人は，「就労継続支援 B 型事業」というのをよく利用します。知的な遅れのないタイプの発達障害や自閉スペクトラム障害の人は，多くの場合，「就労移行支援事業」を利用します。

　しかし，それだけでなく，「就労継続支援 A 型事業」や「就労継続支援 B 型事業」も念頭に置き，従来はあまり発達障害が対象としては考えられていなかった支援サービスも積極的に利用しながら，なるべく早い時期から自閉スペクトラム症の人の多くが，就労という環境の中に身を置けるような支援をしていくことが必要ではないかと思います。

表 13-1　障害者総合支援法における就労系障害福祉サービス

	就労移行支援事業	就労継続支援 A 型事業	就労継続支援 B 型事業
事業概要	就労を希望する 65 歳未満の障害者で，通常の事業所に雇用されることが可能と見込まれる者に対して，①生産活動，職場体験等の活動の機会の提供その他の就労に必要な知識及び能力の向上のために必要な訓練，②求職活動に関する支援，③その適性に応じた職場の開拓，④就職後における職場への定着のために必要な相談等の支援を行う。 （利用期間：2 年） ※市町村審査会の個別審査を経て，必要性が認められた場合に限り，最大 1 年間の更新可能	通常の事業所に雇用されることが困難であり，雇用契約に基づく就労が可能である者に対して，雇用契約の締結等による就労の機会の提供及び生産活動の機会の提供その他の就労に必要な知識及び能力の向上のために必要な訓練等の支援を行う。 （利用期間：制限なし）	通常の事業所に雇用されることが困難であり，雇用契約に基づく就労が困難である者に対して，就労の機会の提供及び生産活動の機会の提供その他の就労に必要な知識及び能力の向上のために必要な訓練その他の必要な支援を行う。 （利用期間：制限なし）
対象者	①企業等への就労を希望する者	①就労移行支援事業を利用したが，企業等の雇用に結びつかなかった者 ②特別支援学校を卒業して就職活動を行ったが，企業等の雇用に結びつかなかった者 ③企業等を離職した者等就労経験のある者で，現に雇用関係の状態にない者	①就労経験がある者であって，年齢や体力の面で一般企業に雇用されることが困難となった者 ②50 歳に達している者又は障害基礎年金 1 級受給者 ③①及び②に該当しない者で，就労移行支援事業によるアセスメントにより，就労面に係る課題等の把握が行われている者
報酬単価	711 単位 （平成 27 年 4 月～） ※利用定員が 21 人以上 40 人以下の場合	519 単位 （平成 27 年 4 月～） ※利用定員が 21 人以上 40 人以下の場合	519 単位 （平成 27 年 4 月～） ※利用定員が 21 人以上 40 人以下の場合

（厚生労働省ウェブサイトより）

✦ 支援つき試行錯誤

　就労を考えていくときにも大事になってくるのが，「支援つき試行錯誤」という考え方です。

　成人の場合は，先に述べたように，自分の考えていることに共感をしてもらうということを切実に求めています。ですから，支援者としての考え方としては，共感をするということがとても重要になってきます。本人の考え方に共感をしながら，本人がやろうとしていることの試行錯誤に付き合っていくということが支援者に求められます。

　情報提供と考えの整理は行いますが，最終的に決めるのは本人です。こうしたほうがいいという強い助言は避けたほうがいいかもしれません。

　ここでひとつ例を出してみたいと思います。

　これはある就労をめぐる人の相談の例です。相談したいこととして，コミュニケーションが苦手であること，それから自分は作業が遅いということ。このふたつが挙がっています。このふたつがあると，良い仕事に就けないのではないかということで，心配しているというのが本人の悩みでした。

　このときに，大きくふたつの考え方があると思います。ひとつめの考え方は，今のままでできる仕事を探すということです。コミュニケーションは苦手だし，作業は遅いのだけれども，その状態でもできる仕事は何かを探すというプランです。

　もうひとつは，苦手なコミュニケーションや作業能力を何ら

相談したいこと：コミュニケーションが苦手
　　　　　　　　作業が遅い
　　　　　　　　良い仕事に就けないのではないか
プランＡ：今のままでできる仕事を探す
　　　　　時間はかからない
　　　　　給料は安いかもしれない
プランＢ：コミュニケーションや作業を伸ばす
　　　　　給料が高い
　　　　　時間がかかる

かの形で訓練をして，もう少し能力が伸びたところで改めて仕事を探すという考え方です。

　周囲の支援者たちは，彼はもう成人していますので，頑張って訓練をしても，コミュニケーション能力や作業が遅いということに関しては，そんなに劇的には伸びないだろうと判断をしていました。それで，今の力でできる仕事を探すほうが妥当ではないかと考えていたのです。

　しかし，本人との面接の中で，仕事をするからにはいい給料をもらいたいという希望が強いということがわかりました。そこで，私は「悪いことは言わないから，今のままでできる仕事を探そうよ」というふうに助言するのではなく，まずは本人の考えを聞いてみようと思いました。そして，ホワイトボードに上記のような内容のことを書いたうえで，本人に聞いてみまし

た。

　プランＡとプランＢのどちらを希望しますかと聞いてみた
ところ，本人はプランＢを希望されました。コミュニケーショ
ンや作業を伸ばしたほうが，より給与の高い，良い仕事に就け
るのではないかということです。

　そのときに，それを頭から否定して無理だからやめておきな
さいと言うと，本人としては，自分の意志とは違う方向に話が
進んでしまうので不本意です。そうではなく，「支援つき試行
錯誤」という考え方で，まずは本人の気持ちを汲んでみようと
思い，私は次のように言いました。

　「プランＢでやりたいということで，それに協力はしたいと
思います。ですが，念のためにもう１回確認をしたいと思いま
す。プランＡとプランＢでは，どんな見通しがあるかというう
ことです。プランＡというのは，時間がかからずに，今すぐ
見つけられます。ただし，確かに給料は安いかもしれません。
プランＢというのは，給料は高くなるかもしれませんが，何
年という長い時間がかかるかもしれませんよ」と。

　このように話したのは，本人が，自分のコミュニケーション
の苦手さや作業の遅さというのは，何も訓練したことがないか
ら苦手なのだけれども，ひょっとすると専門家のもとで訓練す
ると，１カ月２カ月でメキメキと上達して，良い仕事に就ける
のではないかと期待している可能性があると思ったからです。

　それは極めて難しいということも伝えなければなりません。
しかし，今すぐ伝えても本人には信じられないだろうと思った

ので，コミュニケーションや作業を伸ばす作業に協力はするけれども，時間はかかる，もしかしたら何年もかかるかもしれません，それでもいいですかと言ったのです。本人は何年かかってもいいから，いい給料をもらえる仕事に就きたい。頑張ってみたいと言ったので，ではこのやり方で少し始めてみましょうということで，スタートしました。

　その後のプロセスの中で，本人がいつまでもその考え方にとらわれるかどうかはわかりません。ひょっとすると，気が変わるかもしれないわけです。たとえば３カ月というように期間を区切って，その方針でやってみて，また改めて面接をする。そこで近況を聞くと同時に，あのときはこういう方針を希望していましたが，今もその方針で変わらないでしょうかということを確認します。本人の意向を確認しながら，また期間を決めて進めていく。そのようにしながら，途中で本人がやっぱり今の力でできる仕事にとりあえず就いてみようかという気持ちになる可能性を探ります。

　ですから，基本的には，支援者側のゴールも一応持ってはいますが，まずは本人の意向を尊重しながらやっていく。そういう考え方が大事かと思います。

✦ 発達障害者の就労・職業生活支援

　学校の進路選択は，ある程度本人の知的な能力や，本人の障害の特性によって定まってきます。しかし，職業選択のやり方は，本当にさまざまです。「唯一の正解」があるということは

ありません。かなり知的な遅れがある人が，普通の会社に就職して，うまくいっている例もあります。逆に一流大学を卒業した自閉スペクトラム症の人が，一般の会社では難しく，福祉的な就労のほうが合っていたということもあります。

　いろいろな可能性を考えて，柔軟な発想で「適材適所」で就労先を見つけていくということが必要になってくるかと思います。

✦ 後悔しない人生とは

　支援において重要なのは，本人が自分の人生を振り返ったときに，それなりに目標を定めて生活を営んできた，自分の力で選択や判断をしながら人生を歩んできたと思えるかどうかということです。

　いろいろな難関や挫折はあったけれども，自分の力で克服しながらここまできた。そういう思いが持てるかどうか。そういった人生の振り返り方ができるような生活を保障できることが重要です。

　形の上だけ，良い学校を出たとか，良い仕事に就けたということではなく，どんな境遇に置かれてでも，自分の中でそれなりに目標を持って頑張ってやって満足した結果が得られたと思えば，その人にとっては充実した人生なのだと思います。

　そういったことを自閉スペクトラムの人のそれぞれに保障できる。それが支援なのではないかと思うのです。

✦ 支援者の役割

その意味では，支援者は，少数派である自閉スペクトラムの人たちと，多数派向けに構成された社会との間をつなぐインターフェイスという役割を担うのではないかと思います。

多くの人たちが少しでもそういった支援者の役割を果たしていただけるようになることを期待してまとめにしたいと思います。

あとがき

　自閉スペクトラム症を専門テーマに選ぶ臨床家や専門家は，近年急増しています。乳幼児期から老年期まで，さまざまな領域で興味ある課題がたくさんあります。専門が分化していくと，知識がより細かくなっていく反面で，全体を概観しにくくなります。とくに，自閉スペクトラム症のような発達障害では，子どもを対象とする専門家と大人を対象とする専門家の議論がときに噛み合わないことがあります。それは，子どもの専門家が日ごろ接している自閉スペクトラム症の子どもたちが大人になったときの状態と，大人の専門家が現在見ている自閉スペクトラム症の大人たちの状態とが，はたして一致するのかしないのか，どのような関係にあるのかをイメージできないからです。

　本当は，自閉スペクトラム症を専門に選ぶのであれば，たとえば医師の場合は乳幼児期に自分で診断した子どもを定期的に外来でフォローアップして，ライフステージを通じた成長と状態の変化の様子を自分の目で確かめるという経験をたくさん積むとよいのです。しかし，乳幼児が成人するためには 20 年近くを要します。一通りの経験をするのに 20 年待つわけにもいきません。また，これだけ発達障害の支援ニーズが増大している現在では，たとえば小児科と精神科のように対象とする年齢

帯による分業化も必要になってきますので，すべての支援者が縦断的なフォローアップの経験を積まなければならないというわけでもありません。

筆者のように，すでに自閉スペクトラム症の人たちを乳幼児期から成人期まで縦断的にフォローアップしてきた経験を豊富に有する臨床家は，その経験に基づいた知見をなんらかの形で示しておく必要があると思います。文献的な知識やエビデンスベースな研究データだけでなく，実際の経験に基づいた仮説も含む生きた知見を伝えながら，すべてのライフステージをまたいだ自閉スペクトラム症の概観をお伝えできれば，と思ってこの本を作りました。

日頃，研修会などで話している内容をもとに，あまり難しい言葉や堅苦しい文体を用いず，わかりやすく説明するよう努めました。わかりやすさの代償に，厳密さを欠く表現などがあるかもしれません。もしお気づきの点がありましたら，ご指摘いただければ幸いです。

本書の執筆を熱心にお薦めくださり，遅々として進まない編集作業に辛抱強くお付き合いくださった星和書店の石澤雄司社長および近藤達哉氏に厚くお礼申し上げます。最後に，本書の内容への助言や校正など，常に支えてくれた妻知子に深く感謝の意を表します。

2017 年 6 月　初夏の松本にて

本田秀夫

著者略歴

本田 秀夫（ほんだ ひでお）

1988 年 3 月　東京大学医学部医学科卒業
1988 年 6 月　東京大学医学部附属病院精神神経科
1990 年 6 月　国立精神・神経センター武蔵病院精神科
1991 年 9 月　横浜市総合リハビリテーションセンター発達精神科
2009 年 4 月　横浜市総合リハビリテーションセンター発達支援担当部長 兼 横浜市西部地域療育センター長
2011 年 4 月　山梨県立こころの発達総合支援センター所長
2014 年 4 月　信州大学医学部附属病院子どものこころ診療部部長・診療教授

日本自閉症協会理事，日本自閉症スペクトラム学会常任理事，日本児童青年精神医学会代議員，日本発達障害学会評議員，特定非営利活動法人ネスト・ジャパン代表理事。

【主な著書】
本田秀夫：自閉症スペクトラム－10 人に 1 人が抱える「生きづらさ」の正体－．ソフトバンク新書，東京，2013.
本田秀夫：子どもから大人への発達精神医学－自閉症スペクトラム・ADHD・知的障害の基礎と実践－．金剛出版，東京，2013.
本田秀夫編著：発達障害の早期発見・早期療育・親支援．金子書房，東京，2016.
手島将彦，本田秀夫：なぜアーティストは生きづらいのか？－個性的すぎる才能の活かし方－．リットーミュージック，東京，2016.
西村顕，本田秀夫：知的障害・発達障害のある子どもの住まいの工夫ガイドブック －危ない！困った！を安全・安心に－．中央法規，東京，2016.
本田秀夫，日戸由刈監修：自閉症スペクトラムの子のソーシャルスキルを育てる本．幼児・小学生編，思春期編．講談社，東京，2016.

自閉スペクトラム症の理解と支援
子どもから大人までの発達障害の臨床経験から

2017 年 12 月 13 日　　初版第 1 刷発行
2023 年 7 月 12 日　　初版第 6 刷発行

著　　者　本 田 秀 夫

発 行 者　石 澤 雄 司

発 行 所　株式会社 星 和 書 店
　　　　　〒 168-0074　東京都杉並区上高井戸 1-2-5
　　　　　電話　03（3329）0031（営業部）／ 03（3329）0033（編集部）
　　　　　FAX　03（5374）7186（営業部）／ 03（5374）7185（編集部）
　　　　　http://www.seiwa-pb.co.jp

印刷・製本　中央精版印刷株式会社

自閉症
心理学理論と最近の研究成果

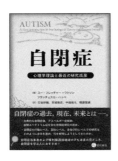

S・フレッチャー＝ワトソン，F・ハッペ 著
石坂好樹，他 訳
A5判　320p　定価：本体 2,700円＋税

古典的な自閉症像、アスペルガー症候群、
自閉スペクトラム症を含む自閉症研究史。
行動的、認知的、生物学的研究を概観し、
認知レベルでの研究を詳述。当事者や権利
擁護提唱者の声も見どころ。

自閉症革命
「信じることを見る」から「見たことを信じる」へ

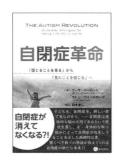

M・ハーバート，K・ワイントローブ 著
白木孝二 監訳
四六判　480p　定価：本体 2,700円＋税

自閉症は脳の遺伝的障害であるという定説
を覆し、全 - 身体的な健康の回復が自閉症の
改善につながることを示した画期的な良書。
子どもたちの実話、最新の研究知見が当事者・
家族のみならず専門家たちをも驚かせる。

発行：星和書店　http://www.seiwa-pb.co.jp

自閉症の心と脳を探る

心の理論と相互主観性の発達

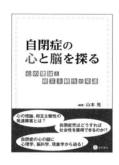

山本 晃 編著

A5判　332p　定価：本体 3,300円＋税

自閉症では、心の理論や相互（間）主観性が発達するのかどうか、心理学、脳科学、現象学などの知見や理論に基づき、きめ細かく且つ大胆に探究した書。自閉症の心の謎に迫る！

自閉症とサヴァンな人たち

自閉症にみられるさまざまな現象に関する考察

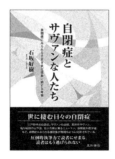

石坂好樹 著

四六判　360p　定価：本体 2,800円＋税

現実の自閉症児者が示すさまざまな現象が本書の主題である。自閉症の本態とは現時点で考えられてはいないが、日々生活するうえであらわれてくる周辺症状ないしは諸特徴を取り上げて論じている。

発行：星和書店　http://www.seiwa-pb.co.jp

発達障害の子るーくんと
お母さんのマンガ子育て日記

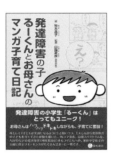

裕木晶子 著

山国英彦 監修

A5判　96p　定価：本体 1,400円＋税

発達障害の子どもをもつお母さんが、迷い
ながらも工夫して子育てをしてきた経験を
描いた四コマ漫画。発達障害をもつ子への、
家庭や学校での支援に役立つエッセンスが
たくさん詰まった一冊。

発達障害の子るーくんと
お母さんのマンガ子育て日記 2

成長編

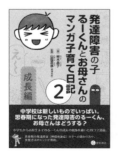

裕木晶子 著

山国英彦 監修

A5判　160p　定価：本体 1,600円＋税

『発達障害の子るーくんとお母さんのマン
ガ子育て日記』の続編。小学生から高校生
まで、るーくんの成長の軌跡を描いた四コ
マ漫画。思春期の発達障害の子への関わり
方、支援方法のヒントが満載。

発行：星和書店　http://www.seiwa-pb.co.jp

バークレー博士による
ADHDの子育てアドバイス

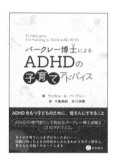

ラッセル・A・バークレー 著

中島美鈴，井口萌娜 訳

四六判　384p　定価：本体 1,700円＋税

バークレー博士が教えてくれる、ADHD を
もつ子どもを育てる際に役立つ 12 のガイド
ライン。子育てでつまずきがちな点とその解
決策を示しながら、わが子と家族の充実した
日々を願う皆さんを力強く後押しします。

大人のADHDワークブック

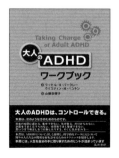

ラッセル・A・バークレー，

クリスティン・M・ベントン 著

山藤奈穂子 訳

A5判　352p　定価：本体 2,600円＋税

集中できない、気が散る、片付けられない、
計画を立てられない、時間の管理ができな
い、などの大人の ADHD の症状をコント
ロールし、人間関係を好転させるためのヒ
ントが満載。ADHDの最新の解説も詳しい。

発行：星和書店　http://www.seiwa-pb.co.jp

日常診療における成人発達障害の支援：
10分間で何ができるか

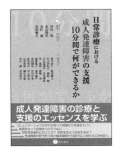

中村 敬、他 編者

A5判 280p 定価：本体 2,200円＋税

10分程度と時間が限られている精神科診療
において、発達障害をもつ成人にどのよう
に関わり、何に着目し、どのように支援し
ていけばよいのか。18名の経験豊富な臨床
家から診療のエッセンスを学ぶ

発達障害の精神病理 I

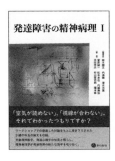

鈴木國文、他 編者

A5判 232p 定価：本体 3,400円＋税

発達障害、特に自閉症スペクトラム障害に
関する精神病理学の論考を書き下ろした論
文集。精神病理学者、精神分析家、児童精
神科医、発達心理学者、総勢18人の相互
討議から生まれた論文9編を収める。

発行：星和書店　http://www.seiwa-pb.co.jp